Ullstein

D1718104

ÜBER DIESES BUCH:

Mit fast zwei Quadratmetern Ausmaß ist die Haut flächenmäßig unser größtes Organ. Als Schutzhülle unseres Körpers ist sie den schädlichen Umwelteinflüssen unmittelbar ausgesetzt. Unvernünftige Ernährung, seelische Belastungen und Streßsituationen können Irritationen, Ausschläge, Allergien, Akne oder andere Leiden hervorrufen. Um sich in der heutigen, umweltbelasteten Zeit dennoch in seiner Haut wohlfühlen zu können, bedarf es einer bewußten und ausgewogenen Pflege.

Auf der Grundlage neuester Erkenntnisse der Hautforschung werden in diesem Buch wichtige, medizinisch fundierte Ratschäge gegeben, die die Haut stärken, schützen und gesund erhalten sollen.

DER AUTOR:

Hademar Bankhofer, Millionen Menschen durch seine Bücher, Kolumnen, Zeitungsserien, Fernsehsendungen (RTL plus Frühstücksfernsehen, ORF) und Radiosendungen zum Thema Gesundheit ein Begriff, arbeitet eng mit Wissenschaftlern und Ärzten in aller Welt zusammen. Er ist Präsident der Vereinigung »Gesundes Österreich«.

Hademar Bankhofer

Hautnah schön

**Unter Mitarbeit von
Edda von Zeppelin**

Ullstein

Ratgeber
Ullstein Buch Nr. 35461
im Verlag Ullstein GmbH,
Frankfurt/M – Berlin

Ungekürzte Ausgabe
Mit 14 Farbabbildungen

Umschlagentwurf:
Friedemann Porscha
Unter Verwendung einer Abbildung
von Stock Image/BAVARIA
Alle Rechte vorbehalten
Taschenbuchausgabe mit freundlicher
Genehmigung der F. A. Herbig Verlags-
buchhandlung GmbH, München
© 1992 by F. A. Herbig
Verlagsbuchhandlung
GmbH, München, und Script Medien
Agentur GmbH, Grünwald
Printed in Germany 1995
Druck und Verarbeitung:
Clausen & Bosse, Leck
ISBN 3 548 35461 0

Januar 1995
Gedruckt auf alterungsbeständigem Papier
mit chlorfrei gebleichtem Zellstoff

Die Deutsche Bibliothek –
CIP-Einheitsaufnahme

Bankhofer, Hademar:
Hautnah schön/Hademar Bankhofer.
Unter Mitarb. von Edda von Zeppelin.
– Ungekürzte Ausg. – Frankfurt/M;
Berlin: Ullstein, 1995
   (Ullstein-Buch; Nr. 35461: Ratgeber)
   ISBN 3-548-35461-0
NE: GT

Inhalt

Unsere Haut befindet sich im Krieg
Ein Vorwort

Glutrot löst sich die aufgehende Sonne vom Horizont und steigt in den dunkelblauen Himmel. Es ist ein früher Morgen im September 1991 in Salt Lake City in den USA.

In den Labor-Räumen sowie in den Büros des Health Sciences Center an der Universität von Utah beginnt ein geschäftiges Leben. Die Uhren an den Wänden der Korridore in dem riesigen Gebäude zeigen 7 Uhr, als die medizinisch-technische Assistentin Judy Barnett das Haus betritt und ihrem Zimmer zustrebt. Wenige Meter davor bleibt sie stehen und blickt erstaunt zum Hauptlabor. Dort schwingt gerade die Tür auf. Der Leiter der wissenschaftlichen Abteilung mit zwei seiner engsten Mitarbeiter kommt heraus. Alle drei sehen abgespannt und müde aus. Doch sie zeigen strahlende Gesichter. »Chef, Sie sind heute schon hier?« will die medizinisch-technische Assistentin wissen.

Prof. Dr. Daniel P. Kadunce schüttelt den Kopf und lächelt: »Wir sind noch immer da. Wir haben die ganze Nacht hier gearbeitet. Aber wir sind einen riesigen Schritt vorwärts gekommen.«

Neugierig fragt Judy Barnett: »Handelt es sich um die Haut-Analyse?«

Prof. Dr. Kadunce nickt: »Ja, wir haben unsere Haut-Analyse abgeschlossen. Das ganze Programm ist fertig. Nach mühevoller

Kleinarbeit kennen wir nun genau alle Feinde der menschlichen Haut, ihren Wirkungsgrad, die Gefahren und die Intensität der schädlichen Einflüsse.«

Der amerikanische Wissenschaftler macht eine kurze Pause, blickt zu seinen Mitarbeitern und meint: »Ich denke, wir haben uns jetzt ein Frühstück, vor allem starken Kaffee, verdient...«

Mit einer einladenden Geste zu Judy Barnett ergänzt er: »Aber dann gehen wir wieder ins Labor. Wenn Sie wollen, können Sie mitkommen und die Ergebnisse der Analyse ansehen...«

Die medizinisch-technische Assistentin nickt eifrig: »Ja, da möchte ich gern dabei sein.«

Eine Stunde später sind alle im Labor.

Es ist ein denkwürdiger Morgen in der Geschichte der Medizin. Zum ersten Mal hat ein Team von Dermatologen auf Grund von Messungen, Beobachtungen, Befragungen, Patientenstudien und Fotoaufnahmen einen kompletten Überblick über die gegenwärtigen Gefahren, denen die menschliche Haut Tag für Tag ausgesetzt ist. Vor Prof. Dr. Kadunce und seinen Mitarbeitern liegen Berge von Farbfotos. Es sind Großaufnahmen von Hautbezirken der verschiedensten Körperteile von Frauen und Männern. Es sind Fotos von Falten und Krähenfüßen, darunter mikroskopische Aufnahmen einzelner Hautporen. Auf der Rückseite der Bilder sind feinsäuberlich Alter, Geschlecht, Lebensweise notiert.

Prof. Dr. Kadunce betont: »Was mich erschüttert – unsere Arbeit ist zugleich eine Warnung für die Zukunft. Sie beweist, daß in den letzten Jahren die Bedrohungen der Haut vielfach zugenommen haben. Man kann jetzt schon sagen: Wenn wir nicht alle von uns aus bestimmte Risikofaktoren abbauen und die Hautpflege auf eine besonders hohe Qualitätsstufe stellen, dann werden in wenigen Jahren junge Frauen mit den Gesichtern von alten umherlaufen.«

Alle wissen, was das bedeutet: eine Revolution in der Hautpflege. Mehr denn je verschmelzen die Begriffe von Gesundheit und Schönheit. Haut-Kosmetik muß heute auf medizinischer Basis angesetzt werden. Es genügt nicht, die Haut zu reinigen, zu stärken, aufzubauen. Die Haut muß permanent geschützt und zur massiven Abwehr von Feinden angeregt werden.

»Diese Vorstellung macht Angst«, stellt die medizinisch-technische Assistentin fest.

»Das ist jetzt nicht mehr notwendig«, erwidert Prof. Dr. Kadunce. »Unsere Arbeit hat sich gelohnt. Sie ermöglicht, daß Frauen und Männer in Zukunft trotz der vielen Gefahren für ihre Haut zuversichtlich sein können. Wer sämtliche Gefahren kennt, kann etwas dagegen tun.«

Wie sieht nun die Palette der Gefahren für unsere Haut aus? Prof. Dr. P. Kadunce erklärt es: »Auf der einen Seite sind es Gefahren, für die wir selbst verantwortlich sind, weil wir sie selbst verursachen. Wir müssen lernen, diese aus unserem Leben zu entfernen. Auf der anderen Seite bedrohen uns Gefahren, die wir nicht beeinflussen können. Unsere Aufgabe ist es, unsere Haut gegen diese Bedrohung stark zu machen!« Der Wissenschaftler tritt an den Computer, sucht das Analyseprogramm und druckt es aus. Nun haben es alle schwarz auf weiß vor sich: Den Katalog der Gefahren für unsere Haut.

Die Summe der Bedrohungen ist beachtlich:

— Aggressive Kosmetika reizen und schwächen die Haut.

— Die Verschmutzung unserer Luft nimmt ständig zu. Schadstoffe aus Industrie und Verkehr bombardieren unsere Haut mit Giften und gefährlichen Chemikalien.

— Das bodennahe Ozon, das vor allem im Sommer bei starker Sonneneinstrahlung in Verbindung mit Autoabgasen entsteht, greift nicht nur die Atemwege, sondern auch die Haut an.

— Säuren, die mit dem sogenannten sauren Regen zur Erde kommen, werden mit Regen und Nebel an unsere Haut herangetragen.

– Das ständig größer werdende Ozonloch macht die Sonnen-einstrahlung auf unsere Haut immer aggressiver und gefährli-cher.

– Reizsubstanzen, die im Leitungswasser mancher Städte ent-halten sind, schaden der Haut dauerhaft.

– Zuviel Waschen, Duschen, Baden mit den falschen Kosme-tika zerstört den Säureschutzmantel der Haut.

– Zu geringe Luftfeuchtigkeit, klimatisierte und übermäßig be-heizte Räume im Wohn- und Arbeitsbereich trocknen die Haut aus. Sie verliert an Elastizität und Abwehrkraft.

– Oft fehlt der Aufenthalt in freier Natur mit sauerstoffreicher Luft.

– Die alltägliche Ernährung ist unausgewogen, unvernünftig, die Nahrungsmittel sind minderwertig. Es fehlen lebenswichtige Substanzen, welche die Haut von innen ernähren.

– Der Genuß von Nikotin und Alkohol schadet dem gesamten Organismus, auch der Haut.

Als Judy Barnett auf den letzten Punkt des wissenschaftlichen Computerausdrucks blickt, schüttelt sie ungläubig den Kopf: »Professor, das Rauchen mag für die Lungen gefährlich sein. Aber es kann doch nicht zu den großen Gefahren für die Haut gezählt werden...«

Prof. Dr. Kadunce weiß es auf Grund seiner Studien besser: »Sie irren sich, Judy. Sie wollen es nicht gelten lassen, weil Sie selbst rauchen. Aber ich muß es Ihnen sagen: Unsere Analyse hat im Hinblick auf das Rauchen ein erschütterndes Ergebnis erbracht. Der Nikotingenuß ist die Gefahr Nr. 1 für unsere Haut!«

Dann erfährt Judy Barnett Details der Analyse:

Am Health Sciences Center wurden 132 erwachsene Raucher und Nichtraucher untersucht. Als Meßverfahren ließ sich das Team um Prof. Dr. Kadunce etwas Kurioses einfallen: Die rechte Schläfe jedes Teilnehmers wurde vom unbestechlichen Auge ei-ner Kamera erfaßt und abgelichtet. Dann wurden die Fotos von den Ärzten hinsichtlich Faltenzahl und Furchentiefe in fünf verschiedene Schweregrade eingeteilt. Dieser Gesichtsfalten-Index wurde dann mit den Resultaten anderer Hautgefahren verglichen. Das überraschende Ergebnis: Besonders viele und tiefe Falten sowie Hautschäden gab es nicht – wie vorher vermutet – auf Hautstellen, die besonders starker Sonnenbestrahlung ausgesetzt waren. Die am meisten geschädigte Haut zeigte sich bei den Rauchern. Je mehr Nikotin die Betroffenen konsumierten, desto faltenreicher und krankheitsanfälliger der Teint. Die unglaubliche Quintessenz der Untersuchung: Das gesundheitliche Risiko für die Haut lag bei den stärksten Rauchern fünfmal so hoch wie der Einfluß von schädlichen Kosmetika und achtmal so hoch wie der Einfluß von 50 000 Stunden, die man in der prallen Sonne verbringt.

Dazu der Kommentar von Prof. Dr. Kadunce: »Man muß sich nun vorstellen, welch verheerende Folgen für die Haut entstehen, wenn jemand raucht und sich zusätzlich in der Sonne braten läßt. Zählt man dann noch die vielen anderen Umweltgefahren dazu, kommt man zu einem bestürzenden Ergebnis: Unsere Haut war niemals zuvor von so vielen ernsthaften Gefahren bedroht. Unsere Haut befindet sich im Krieg...«

Es ist plötzlich ganz still im Labor, als Prof. Dr. Kadunce das sagt. Allen Umstehenden ist klar, wie recht er hat. Unsere Haut befindet sich im Krieg. Das bedeutet: Sie muß gestärkt und aufgebaut, aber sie muß auch abwehrbereit gemacht werden. Die Zukunft der Hautpflege liegt daher in erster Linie bei den Fachärzten, bei den Wissenschaftlern, beim Apotheker. Denn jeder Handgriff für die Haut muß mit besonderer Verantwortung durchgeführt werden.

Wenige Tage, nachdem Prof. Dr. Kadunce in Salt Lake City seine Haut-Analyse abgeschlossen und veröffentlicht hat, läutet bei ihm am Schreibtisch das Telephon. Am anderen Ende der Leitung ist ein prominenter Kollege: der amerikanische Wissenschaftler, Arzt und Hautforscher Dr. Thomas E. Kottke von der weltberühmten Mayo-Klinik in Rochester, USA. Er gratuliert zum Ergebnis dieser Arbeit und meint: »Ich hoffe, daß es jetzt jungen Leuten sowie reifen Menschen klar werden wird, daß sie etwas für die Haut und den gesamten Organismus tun müssen. Gesünder essen und trinken, nicht mehr rauchen, wissenschaftlich fundierte Hautpflege einsetzen. Viele dieser Gefahren bedrohen auch unsere inneren Organe, unser gesamtes Leben. Vielleicht denken die Menschen jetzt nach, wenn Ihnen bewußt wird, daß die geschädigte Haut bereits in jungen Jahren alt und häßlich macht!«

Nicht nur die Studienergebnisse von Prof. Dr. Kadunce gehen eine Woche später über Presse-Agenturen und medizinische Pressedienste um die ganze Welt. Auch die Äußerungen von Dr. Kottke. Beides landet eines Morgens auf meinem Schreibtisch. Gerade zur rechten Zeit, als ich eine Fernseh-Sendung über die Gesundheit der Haut vorbereite. Bei der Lektüre der Unterlagen habe ich immer wieder den Kernsatz vor Augen: **Unsere Haut befindet sich im Krieg.** Und das betrifft uns alle.

Deshalb habe ich dieses Buch geschrieben. Die Zeit der althergebrachten Hautpflege ist vorbei. Unsere Umwelt ist gefährlicher, aggressiver geworden. Das erfordert auch bei der Hautpflege neue Strategien. Wir müssen uns über neueste wissenschaftliche Forschungen informieren. Im Interesse unserer Gesundheit müssen wir ein Hautpflege-Programm für außen und innen erarbeiten. Nur dann kann unsere Haut den Krieg gewinnen.

Dieses Buch soll Ihnen mit vielen Informationen, die erstmals hier veröffentlicht werden, und mit vielen praktischen Ratschlägen, die Sie leicht nachvollziehen können, dabei helfen.

Bei der Entstehung dieses Ratgebers für Ihre Haut habe ich mit internationalen Experten, Wissenschaftlern, Medizinern und Kosmetikfachleuten, Friseuren, Sportlern und Physiotherapeuten, aber auch mit einschlägigen wissenschaftlichen Institutionen Kontakt aufgenommen, damit Sie auf dem neuesten Stand der Forschung sind. Dabei war das angesehene internationale »frei öl-Institut für Hautforschung« in Nürnberg mit seiner Arbeit ein besonders wertvoller Partner.

Haben Sie keine Angst vor den Gefahren, die Ihrer Haut Tag für Tag drohen. Sie werden im folgenden erfahren, was Sie dagegen tun können. Sie werden das Neueste aus der Hautforschung ebenso erfahren wie das traditionelle Hausrezept unserer Groß-mütter – eben alles, was gut ist für Ihre Haut. Damit sie gesund, fit, vital, jugendlich und schön bleibt. Sie werden sehen: Es ist gar nicht schwer.

Viel Erfolg dabei und viel Spaß beim Lesen wünscht Ihnen

Ihr

1

Alles, was man über die Haut wissen muß

Die Haut, unsere Schutzhülle – Aufbau und Funktion

Die Haut ist – flächenmäßig gesehen – unser größtes Organ. Bei einem Erwachsenen mißt sie fast zwei Quadratmeter. Sie ist im Durchschnitt einen Millimeter dick und die äußerste Hülle unseres Körpers: die Reibfläche zwischen Organismus und Umwelt sozusagen. Aus diesem Grund muß sie ganz lebenswichtige Funktionen erfüllen. Im wesentlichen besteht die Haut aus drei Schichten: der Oberhaut, der Lederhaut und der Unterhaut.

Die alleräußerste Schicht, die Oberhaut, erneuert sich alle vier Wochen. Und das geschieht so: Ihre Keimzellen produzieren ständig neue Zellen. Sie wachsen zur Hautoberfläche, dort verhornen sie und sterben ab. Sie werden von selbst abgestoßen oder – zum Beispiel durch eine Bürstenmassage oder ein Peeling – abgerubbelt.

Unmittelbar darunter liegt die Lederhaut. Sie hat die Aufgabe, die Oberhaut mit Nährstoffen zu versorgen. Sie besteht aus Bindegewebe, Schweiß- und Talgdrüsen, Nervenbahnen für die Schmerz-, Druck-, Wärme- und Kälteempfindung, Muskelfasern und unzähligen Blutgefäßen.

Die Unterhaut hat folgende Bestandteile: Fettgewebe, von Bindegewebssträngen durchzogen, Venen und Arterien, Lymphgefäße und Nervenbahnen.

Die Oberhaut schützt den Organismus vor äußeren Einflüssen. Die Haut speichert Fett und Feuchtigkeit und kann mit diesem »Polster« mechanische Einwirkungen (Reiben, Zerren, Druck, Schläge) abfedern.

Der Säuremantel der Haut schützt vor allem vor Bakterien und ist ein Filter für viele Krankheitserreger. Deshalb ist es enorm wichtig, diesen Säuremantel nicht durch die Verwendung von alkalischen Seifen zu zerstören.

Bei Sonneneinstrahlung verdickt sich die Hornschicht. Die in ihr enthaltenen Pigmentzellen bilden Melanin. Der Effekt: Schutz der tieferen Hautschichten vor ultravioletter Strahlung.

Neben all diesen Schutzfunktionen hat die Haut die Aufgabe, die Körpertemperatur zu regulieren. Bei Hitze oder starker körperlicher Anstrengung sorgen die Schweißdrüsen für einen Temperaturausgleich. Der Schweiß verdunstet auf der Haut und kühlt sie.

Bei Kälte ziehen sich Muskelfasern und kleine Blutgefäße zusammen. Die Hautoberfläche wird kleiner; die Haut gibt weniger Wärme ab.

Apropos Wärme und Kälte: Vor Verbrennungen und Erfrierungen warnen über 300 000 »Fühler«, die sich in der Lederhaut befinden. Solche Rezeptoren gibt es auch für die Schmerz- und Druckempfindung. Die meisten sitzen an den Fingerspitzen und an den Lippen. Die Wahrnehmung wird als Reiz ans Gehirn weitergeleitet und löst dort die folgerichtige Reaktion aus.

Sie sehen also: Die Natur hat es ganz gut eingerichtet, daß die Haut sich selbst und unseren Organismus vor allen möglichen äußeren Einflüssen relativ gut schützt. Leider ist es aber heutzutage so, daß durch die ständig steigende Umweltbelastung, durch Strahlen, Medikamente, Chemikalien und nicht zuletzt zu aggressive Kosmetika diese natürliche Schutzfunktion der Haut gestört und Haut und Organismus geschädigt werden. Wie Sie Ihre Haut in ihren natürlichen Funktionen unterstützen und stärken können, lesen Sie auf den folgenden Seiten.

Ein eigenes Immunsystem

Überall in der Welt an führenden Universitäten entstehen seit kurzer Zeit Lehrstühle für eine neue Wissenschaft: die Immun-Dermatologie. Denn es ist erwiesen: Nicht nur unser Organismus als solcher verfügt über ein wohldurchdachtes, faszinierendes Immunsystem. Unsere Haut hat ein in sich vollkommen abgeschlossenes Immunsystem, das selbstverständlich mit unserem zentralen natürlichen Abwehrsystem in Verbindung steht und es sinnvoll ergänzt. Doch allein die Tatsache, daß ein ausgeklügeltes Netz von »Polizei-« und »Militär-Einheiten« in unserer Haut im Einsatz ist, zeugt von der wunderbaren Konstruktion unserer Körperoberfläche.

Die Forschung über Funktion, Aufbau und die lebensnotwendige Stärkung der natürlichen Abwehrkräfte im menschlichen Organismus ist in den letzten Jahren rasant vorwärtsgeschritten. Man weiß heute:

Unterhalb der Schilddrüse hinter dem Brustbein liegt beim Menschen die Thymusdrüse, auch Briesdrüse genannt. In der Antike galt sie als Sitz der Fröhlichkeit. Lange fand die Schulmedizin in ihr keine Bedeutung.

Diese Thymusdrüse ist das »Gehirn«, die Schaltzentrale der Immunkraft. Die ausgeschütteten Thymushormone bilden hier die lebensnotwendigen Abwehrzellen aus. Hier werden ganz bestimmte weiße Blutkörperchen zu den sogenannten T-Helferzellen. Von hier aus erhalten die Makrophagen – auch Freßzellen genannt – ihre Impulse, aber auch die T-Killer-Zellen, die B-Zellen, die Supressor-Zellen und die Gedächtnis-Zellen.

Und so sieht die Aufgabenverteilung dieser Polizei- und Militäreinheiten in unserem Körper aus: Alles, was in unseren Körper eindringt und als gesundheitsschädlicher Feind anzusehen ist, wird vom Immunsystem attackiert. Die Freßzellen schwimmen mit dem Blutstrom. Sie säubern den Körper vor Eindringlingen und Umweltgiften. Die T-Helferzellen stellen fest, um welche Feinde es sich handelt, und geben dann über sogenannte Botenstoffe den Befehl, welche Abwehrzellen zum Einsatz kommen müssen. Die Vernichtung der Feinde übernehmen dann die T-Killer-Zellen. Andere Zellen wieder helfen, indem sie Abwehrstoffe herstellen. Die B-Zellen produzieren bei Bedarf Antikörper. Diese Antikörper halten die Feinde solange fest, bis die Freßzellen zur Stelle sind, um sie zu vernichten. Die Suppressor-Zellen bremsen ein zu stark agierendes Immunsystem. Und die Gedächtnis-Zellen – das sind ganz bestimmte T- oder B-Zellen – merken sich die Art des Eindringlings, damit die Abwehr beim nächsten Mal noch wirksamer wird.

Soweit das umfassende natürliche Abwehrsystem für den gesamten Organismus. Und nun muß man wissen: Von den Thymus-Hormonen aus gehen spezielle Abwehr-Impulse direkt in die Haut, wo eine eigene »Truppe« im Einsatz ist.

Und so funktioniert das spezielle Immun-System der Haut, das die Wissenschaft jetzt in seiner faszinierenden Struktur entdeckt hat:

In der äußersten Schutzschicht der Haut, auf die sämtliche Feinde als erstes auftreffen, also im Säureschutzmantel, hat der österreichische Wissenschaftler und Dermatologe Univ. Prof. Dr. Walter Gebhart von der II. Universitäts-Hautklinik in Wien

Immunglobuline entdeckt, die eine wesentliche Aufgabe für die erste Immunabwehr erfüllen. Es handelt sich dabei um Eiweißkörper, welche einen Stoff binden können, aus dem sich dann Antikörper, also Abwehrsubstanzen, bilden. Mit diesem System werden erste Krankheitserreger und Umweltschadstoffe außer Gefecht gesetzt. Doch unsere Welt ist gefährlich. Die Haut braucht noch weiteren Immun-Schutz.

Die nächste »Truppe« des Abwehrmechanismus sind die sogenannten Keratinozyten. Es sind schützende Hornzellen, die am Übergang zwischen Lederhaut und Oberhaut über den Basalzellen und den Eiweißzellen sitzen.

Sie arbeiten in der natürlichen Abwehr der Haut eng mit einer anderen Zellgruppe zusammen, die zwischen ihnen verstreut angesiedelt ist. Es sind ganz besondere Haut-Freßzellen, die sogenannten Langerhans-Zellen. Sie durchziehen die Oberhaut mit langen, verzweigten Zellausläufern in Form eines Netzes. Sie überwachen damit wie eine Grenzschutztruppe jeden Winkel der Oberhaut. Sie nehmen jeden Feind wahr, der den ersten Immunschutz des Säureschutzmantels überwunden hat und in die Haut vordringt. Haben sie ihn entdeckt, dann werden sie aber selbst noch nicht aktiv. Sie fressen die Eindringlinge aber erst auf, wenn diese an sie herankommen. Zuerst alarmieren die Langerhans-Zellen mit den gewonnenen Informationen über Aussehen und Stärke des Feindes eine andere Truppe von Abwehrzellen, von deren Existenz man lange nichts wußte.

Bei dieser Spezial-Truppe handelt es sich um speziell ausgebildete weiße Blutkörperchen, sogenannte Haut-T-Lymphozyten, die ununterbrochen in der Oberhaut auf und ab patrouillieren, sich also ständig auf Wanderschaft befinden, um besser einsatzfähig zu sein.

Das bedeutet: Die spezielle Immun-Abwehr der Haut findet an der »Front« statt, in der Oberhaut und in der Hautoberfläche, beziehungsweise im Säureschutzmantel.

Wenn man dieses – mit einem Computersystem vergleichbare – Abwehr-Programm der Haut kennengelernt hat, dann denkt man unmittelbar: Unsere Haut ist genau für unsere heutige Zeit programmiert worden. Denn nie zuvor hat sie so ein sensibles und schlagkräftiges System in einem Maße benötigt wie heute.

Dazu einige überzeugende Zahlen:

Das Institut für Computer-Medizin in Wien hat errechnet, daß unsere Vorfahren um die Jahrhundertwende bloß lächerlichen Umweltbelastungen ausgesetzt waren. Wir heute müssen mit 500mal mehr Schadstoffmengen und Giften aus der Luft, der Erde und aus dem Wasser fertig werden.

Die »American Health Foundation« in New York, USA, hat nachgewiesen, daß in unserer Zeit die menschliche Haut täglich von aggressiven Stoffen etwa 20 000 Mal angegriffen wird. Man muß das mit dem Kugelhagel aus einer Maschinenpistole vergleichen. Hier wird einem wieder bewußt: Unsere Haut befindet sich im Krieg. Die größte Gefahr für die Haut bilden in unseren Tagen die schädigende Sonneneinstrahlung mit dem Wachsen des Loches in der schützenden Ozonschicht der Erde und in gleichem Maße viele freie hochaggressive Schadstoffsubstanzen – in Form von Molekülen und Atomen –, die heute von der Wissenschaft mit dem Sammelbegriff »Radikale« bezeichnet werden.

In dieser Situation ist vollkommen klar: Auch das beste Immunsystem der Haut kann diesen Angriffen, diesen Attacken selbst bei einer Superkonstitution nur einige Zeit standhalten.

Dazu kommt noch, daß mit zunehmendem Alter eines Menschen auch die Immunkräfte der Haut nachlassen. Das bedeutet: Jeder von uns muß um so mehr dafür sorgen, daß durch gesündere Ernährung, vernünftigere Lebensweise und mit einer durchdachten, wirksamen Hautpflege die Haut geschützt und gestärkt wird, damit das Immunsystem der Haut voll aktiv erhalten wird.

Fast zwei Quadratmeter Gefühl

Bei Angst bricht uns der Schweiß aus, bei Grusel bekommen wir eine Gänsehaut, vor Scham werden wir rot, bei Nervosität zeigen sich hektische Flecken: Die Haut, unser größtes Sinnesorgan, hat die Fähigkeit, Emotionen darzustellen. Viele Redensarten handeln von diesem Zusammenhang zwischen Haut und Seele. Wir verlieben uns mit Haut und Haaren, wir fahren vor Wut aus der Haut, etwas geht uns unter die Haut...

»Die Haut ist der Spiegel der Seele« geht vielleicht ein bißchen weit. Fest steht jedoch, daß jede Störung der Haut, jede Hautkrankheit auch psychodynamische Einflüsse hat. Zum Beispiel auch bei Allergien: Allergiker fühlen sich oft unsicher, isoliert, bedroht, schutzlos; Neurodermitiker zerrissen, überfordert, überreizt, unverstanden, verzweifelt. Angst, Furcht oder Aggression kann der Auslöser einer Nesselsucht sein; Schuld und Schamgefühl der eines Ekzems. Die psychosomatische Dermatologie geht heute sogar davon aus, daß der Patient via Haut an etwas erkrankt, was er seelisch nicht verarbeiten kann.

Vor allem Streß geht »unter die Haut« – wir kennen das alle. Viele Frauen klagen: »Immer, wenn ich etwas vorhabe, bekomme ich diese Pickel im Gesicht...« Bei negativen Erlebnissen, besonderen Belastungen, erweitern sich die Blutgefäße.

Gleichzeitig ziehen sich aber die kleinen Muskelzellen in ihnen zusammen: Es entsteht ein »Stau«, der sich auf der Haut als Quaddeln, Pickel, Flecken, Schwellungen zeigt.

Alles, was im Hirn und im Nervensystem passiert, hat also Auswirkungen auf die Haut. Aber auch umgekehrt: Störungen der Haut, vor allem der Gesichtshaut, machen unsicher und gehemmt. Wer schlechte Haut hat, möchte sich am liebsten verstecken, von anderen Menschen abkapseln. So wie schöne Haut unser Selbstwertgefühl stärkt, können Hautstörungen seelisch krank machen.

Die beste Hautpflege von innen heißt: Sich selber mögen! Sehen Sie Ihre Haut nicht als etwas Fremdes, sondern als Teil Ihrer selbst, Ihres Körpers, den Sie mögen, an. Der Ihnen gefällt, den Sie gerne anfassen, den Sie gerne pflegen.

Alles, was Ihre Haut von außen schönpflegt, zeige ich Ihnen auf den nächsten Seiten.

2

Alles über die Pflege von Haut und Haaren

Mit der Natur im Bunde

Was ich in meinen medizinischen Ratgebern immer wieder betone, gilt auch für die Hautpflege: Nicht mit Kanonen auf Spatzen schießen. Neuartige, oft reißerisch verpackte Kosmetika versprechen vielleicht den schnellen Erfolg, sind aber unter Umständen chemisch belastet.

Das Risiko, das Sie für den ganzen Körper eingehen, steht in keiner Relation zum versprochenen Erfolg.

Der unkritische Konsument kommt heute mit Tausenden von gefährlichen und giftigen Chemikalien in Berührung, die für den rapiden Anstieg von Allergien und Hautunverträglichkeiten verantwortlich sind.

Was können Sie dagegen tun? Widerstehen Sie undefinierbarer Chemie in elegant verpackten Töpfen, Tiegeln und Tuben! Die Alternative heißt:

● Im Einklang mit der Natur pflegen.

● Der Haut von innen und außen Kraft geben, damit sie ihr Immunsystem aufbaut.

● Lieber mild als aggressiv, lieber klinisch getestet als ungeprüft pflegen.

Meistens sind es die Frauen, die für den Haushalt einkaufen und die ganze Familie auch mit Pflegeprodukten versorgen. Seien Sie

sich der Verantwortung bewußt, die Sie dadurch tragen. Ange-
bot und Nachfrage regeln den Markt: Kritische Verbraucherin-
nen fragen nach umweltfreundlichen und gesunden Produkten.
Der Markt, sprich die Industrie, muß sich dann danach richten.
Achten Sie vor allem auf eine genaue Angabe der Inhaltsstoffe
auf der Verpackung. Prinzipiell sollten pflegende Kosmetika
keine Hormone und möglichst wenig Konservierungsstoffe enthalten. Zu meiner großen Freude gibt es jetzt sogar einen haut-
freundlichen Badezusatz, der in Portionsbeuteln angeboten
wird und deshalb keinerlei Konservierungszusatz braucht.
Wir müssen unsere Haut, unseren Körper also vor schädlichen
Außeneinflüssen schützen. Umgekehrt gilt aber auch: Wir müssen die Umwelt vor uns schützen. Der respektvolle Umgang mit
der Natur gebietet uns,

● nur ein Minimum an Verpackung zu akzeptieren und diese
nach Gebrauch dem Recycling zuzuführen;

● Reinigungskosmetika sparsam anzuwenden und darauf zu
achten, daß sie biologisch abbaubar sind;

● bewährte Markenprodukte vorzuziehen. Alles, was viel
Waschkraft und viel Schaum verspricht, sollte unser Mißtrauen
hervorrufen.

Haare

Die Gesundheit

Ein paar Zahlen vorweg: Ein gesunder Erwachsener hat ungefähr 100 000 Haare auf dem Kopf, das sind 200 pro Quadratzentimeter. Das einzelne Haar ist 0,1 mm dick und wächst in einem Monat einen Zentimeter. Täglich werden also auf einem Kopf 30 Meter Haare »produziert«. Bei warmem Wetter wächst das Haar schneller, im Alter langsamer. Worüber Sie vielleicht überrascht sind: Schneiden oder Rasieren beeinflussen das Haarwachstum nicht. Ein Kind bekommt also nicht dadurch dickere Haare, daß man sie ständig kurz schneidet, wie man das früher glaubte.

Das Haarwachstum des Menschen ist ein zyklischer Prozeß. Gesundes Kopfhaar hat drei Lebensphasen: Erst wächst es zwei bis sechs Jahre lang, dann folgt eine zweiwöchige Übergangsphase und anschließend eine zwei- bis viermonatige Ruhepause. Danach fällt das Haar durch das Nachstoßen eines neuen Haares aus. Eine neue Wachstumsphase beginnt. Täglich fallen auf diese Weise 50 bis 80 Haare aus – das ist ganz normal.

Wie die Haut, so ist auch das Haar abhängig vom Typ, vom Geschlecht (Männerhaar ist zum Beispiel dichter als Frauenhaar und wächst auch schneller), vom Alter und vor allem von verschiedenen Umwelteinflüssen. Sonne, Wind und Regen, das Schwimmen im Pool oder im Meer, mechanische Methoden,

Der Profi-Tip

● **Gut für die Durchblutung der Kopfhaut:** Tragen Sie keine enganliegenden Hüte. Die Blutzirkulation darf nicht behindert werden. Massieren Sie Ihre Kopfhaut täglich: Mit kreisenden Bewegungen der gespreizten Finger wird die Kopfhaut sanft bewegt.

● **Gut für die Haut, gut für die Haare:** Gönnen Sie sich so viel Schlaf und Bewegung wie möglich. Ernähren Sie sich natürlich und ausgewogen. Essen Sie reichlich Möhren, Spargel, Weißkohl. Deren Vitamine und Spurenelemente geben dem Haar Kraft.

● **Gut als »Umwelt-Stärkungs-Kur«** für das Haar: zwei Eidotter mit zwei Likörgläschen Spiritus vermischen. Das vorher befeuchtete Haar damit einreiben. Den leichten Schaum, der dabei entsteht, ein wenig einwirken lassen und dann sanft wegspülen. Die Kur alle zwei bis drei Monate wiederholen.

● **Gut als Abhärtung:** Man kann das Haar auch durch Wassertreten widerstandsfähig machen: Lassen Sie morgens 25 Zentimeter kaltes Wasser in die Bade- oder Duschwanne ein und gehen Sie 60 Sekunden lang im Storchenschritt darin umher.

das Haar zu trocknen oder zu verformen sind noch die harmlosesten Außeneinflüsse. Staub, Kohlenmonoxyd und Schwefeldioxyd in Luft und Regen und zahllose Chemikalien in Haarwasch- und -pflegesubstanzen, Haarfärbe- und Dauerwellmitteln beeinflussen die Struktur des Haares nachhaltig. Eines ist klar: Je weniger negative Einflüsse Sie zulassen, desto weniger Probleme haben Sie mit Ihrem Haar.

Die richtige Haar-Pflege

Durch die zunehmende Umweltbelastung werden die Haare des Menschen mehr und mehr in Mitleidenschaft gezogen. Ein Beweis dafür ist unter anderem die Tatsache, daß man aus der modernen Haaranalyse den Schadstoffgehalt sowie den Mineralstoffmangel des Organismus feststellen kann. Kommen dann noch falsche Haarpflege, falsche Pflegeprodukte, falsche Behandlung mit Fön oder Brennschere dazu, haben Erwachsene wie Jugendliche Probleme mit den Haaren. Keinem anderen Körperteil rücken die Menschen in unseren Breitengraden mit derartig vielen kosmetischen Präparaten zu Leibe wie dem Haar. Shampoos zumindest verwendet einfach jeder. Über den Sinn weiterer aufwendiger Prozeduren gehen die Meinungen, auch der Friseure, auseinander. Eines steht jedoch fest: Wir müssen einiges tun, um unser Haar richtig zu pflegen, um es zu stärken, zu schützen und zu erhalten. Aber was? Ich möchte versuchen, Ihnen einige Anhaltspunkte zu geben:

Normales Haar

Waschen beginnt mit dem richtigen Shampoo. Wählen Sie Ihr Shampoo nach dem Haartyp oder Kopfhautzustand aus. Sogenannte »Familienflaschen«, wo mehrere Personen sozusagen »über einen Kamm geschoren werden«, sind dann sinnvoll, wenn alle den gleichen Haartyp haben. Für normales Haar empfehle ich ein sanftes Shampoo, ausgewogen zusammengesetzt aus mild reinigenden und pflegenden Komponenten. Es sollte alkalifrei sein und auch keine anderen hautirritierenden Stoffe enthalten. Es sollte frei sein von Dioxan, Formaldehyd und Natriumlaurylsulfat. »frei öl – Haarshampoo«, das es exklusiv in der Apotheke gibt, erfüllt diese Bedingungen ausgezeichnet. Anwendung:

Die Haare werden gewaschen, so oft es nötig ist. Das heißt, sobald die Haare von Fett, Umwelt oder Schweiß strähnig werden. Bei normalem Haar ist das ungefähr alle vier Tage. Mit einem milden Shampoo dürfen Sie normales Haar jedoch waschen, so oft Sie wollen. (Übrigens: 62% der Männer und knapp die Hälfte aller Frauen waschen sich mindestens zweimal wöchentlich die Haare.)

Verreiben Sie einen Klecks Shampoo zwischen den Handflächen und fahren Sie erst dann durchs Haar, sonst erwischen Sie zu viel. Das ist nicht nur eine Frage der Sparsamkeit. Zu viel Shampoo strapaziert das Haar unnötig.

Wie heiß? Auf keinen Fall darf das Wasser zu heiß sein. Das greift die Haare an und laugt sie aus.

Lassen Sie das Shampoo eine halbe Minute lang einwirken. Das genügt! Dann lange und gründlich ausspülen. Alle Shampoorückstände müssen restlos ausgespült werden.

Nachbehandeln: Normales Haar braucht keine Problemlöser. Wer dennoch ein wenig mehr für sein Haar tun möchte, kann ab und zu eine sogenannte Glanzspülung machen. Solche Spülungen glätten lediglich und werden nach der Wäsche ins Haar gegeben. Sie gehören nie auf die Kopfhaut, nur in die Haare, und werden nach ganz kurzer Einwirkungszeit wieder ausgewaschen.

Ökofriseure verwenden statt Spülung gerne Kamille und Ringelblumen als Zusätze zur zweiten Haarwäsche und lassen diese circa fünf Minuten einwirken.

Wenn Sie Ihren Haarwuchs natürlich stärken möchten, empfehle ich folgende Haarkur: Eine rohe Zwiebel in sehr dünne Scheiben schneiden, die Scheiben ins Haar legen, ein Tuch darüber binden und diese Packung eine Woche lang über Nacht einwirken lassen.

Ernähren: Auch Ihrem Haar zuliebe sollten Sie sich möglichst oft Vollwertiges gönnen: Vollkornbrot, Müsli, Vollkornteigwaren,

Der Profi-Tip

● Wenn die Haare gesund sind, dürfen sie mit einem milden, alkalifreien Qualitätsshampoo gewaschen werden, so oft es nötig ist. Bei normalem Haar bedarf es keiner Vorwäsche. Wichtig: Lange und gründlich ausspülen, bis das Haar quietscht. Das ist ein Zeichen, daß keinerlei Shampoorückstände mehr im Haar sind. Shampoo nie länger als eine Minute einwirken lassen.

● Lange Haare werden geschont, wenn sie vor der Wäsche vorsichtig entwirrt werden und der Staub ausgebürstet wird.

● Bürsten Sie Ihr Haar jeden Morgen und vor allem vor dem Waschen mit einer Naturborstenbürste überwiegend gegen den Strich.

Naturreis und Hirse. Kauen Sie tagsüber anstelle von Schokolade des öfteren Trockenfrüchte, vorwiegend Pflaumen, Datteln und Feigen. Nehmen Sie einmal über einige Monate hinweg mehrmals täglich einen Eßlöffel braune Zuckermelasse aus dem Reformhaus ein. Zur Kur kann man auch einige Wochen lang einmal am Tag 1/8 Liter Mineralwasser mit einer Multivitaminbrausetablette ohne Zucker aus der Apotheke einnehmen. Wer sich so ernährt, stärkt den Haarwuchs und kräftigt von innen das Haar auf ganz natürliche Weise.

Die verschiedenen Haar-Typen

Für die Beschaffenheit des Haares – fett, normal, trocken – sind Talgdrüsen verantwortlich, die in den Haarbalg einmünden. Durch eine Talgabsonderung versorgen sie den Haarschaft mit einem Schutzfilm. Etwa 40% der Erwachsenen geben an, normales Haar zu haben. Normales Haar wächst wie auf Seite 31

beschrieben und wirkt erst 5 bis 6 Tage nach der Haarwäsche
strähnig.

Fettiges Haar

Die Talgdrüsen der Kopfhaut produzieren zuviel Fett. Das über-
schüssige Fett setzt sich in den Haaransatz und wird beim Käm-
men dann im ganzen Haar verteilt. Schon kurze Zeit nach der
Haarwäsche kleben die Haare aneinander und sind strähnig.
Ursachen: Fettiges Haar kann erblich bedingt und/oder Folge
von hormonellen Problemen sein. (Männer neigen übrigens auf
Grund ihrer Hormonkonstellation weniger zu fettigem Haar als
Frauen.) Zu scharfe Shampoos, unausgewogene Ernährung,
Streß können das Problem verschlimmern.
Waschen: Fettiges Haar, strähnige Locken, eine aus der Fasson
geratene Frisur wirken ungepflegt, können das Gesamtbild eines
Menschen erheblich trüben.
Um immer top auszusehen, müssen viele Frauen fast täglich die
Haare waschen. Das führt nicht selten zu einem gestörten
Gleichgewicht im komplizierten biologischen System von Haar
und Kopfhaut. Die zarte Kopfhaut ist besonders anfällig, reagiert
oft empfindlich auf Reizstoffe in Haarwaschmitteln. Durch die
ständige Belastung produziert fettige Kopfhaut dann meist noch
mehr Fett. Ein Teufelskreis – was tun?
Wenn Sie das richtige Shampoo benutzen, dürfen Sie auch fettiges Haar waschen, so oft Sie wollen. Es muß ganz besonders
mild, alkalifrei und für die tägliche Wäsche geeignet sein. Ein solches Shampoo greift – auch bei täglicher Verwendung – Haare
und Kopfhaut nicht an.
In den letzten Jahren ging der Trend in der Entwicklung eindeutig
zu solchen milden Shampoos. In der Frage der Wirksamkeit von
Zusätzen in Shampoos scheiden sich die Geister der Experten allerdings. Der richtige Weg liegt wahrscheinlich in der Mitte:
Wenn Sie fettige Haare nur alle zwei bis drei Tage waschen wol-

len, können Sie auch ein schwefel- oder steinkohlenteerhaltiges Haarwaschmittel verwenden. Als Zusätze in Spezialshampoos gegen fettiges Haar genügen milde Emulgatoren und reizlindernde Kräuter.

Die Kopfhaut darf beim Waschvorgang auf keinen Fall kräftig massiert werden. Ansonsten würde die Talgproduktion angeregt. Besonders wichtig bei fettigem Haar: Das Shampoo muß sehr gründlich ausgespült werden. Am besten mit kaltem Wasser. Das gibt den Haaren Glanz, durchblutet die Kopfhaut.

Nachbehandeln: Als Spülung eignet sich bei fettigem Haar eine Essig-Zitronen-Spülung, die Sie leicht selbst herstellen können: 1 Eßlöffel Essig und 2 Eßlöffel Zitronensaft werden mit 1 Liter Wasser vermischt. Das gibt fettigem Haar Griffigkeit und Glanz, sollte aber nur ab und zu durchgeführt werden.

Kuren gegen fettiges Haar werden direkt auf die Kopfhaut aufgetragen. Beachten Sie unbedingt die vorgeschriebene Einwirkungszeit! Wenn Sie nicht sicher sind, welche Kur für Ihr Haar richtig ist, lassen Sie von Ihrem Friseur eine genaue Haardiagnose erstellen.

Hier ein sehr wirksames Hausrezept für ein Haarwasser: Lassen Sie sich in der Apotheke 120 g Hamameliswasser, 1 Teelöffel Arnikatinktur und 80 g Brennesseltinktur mischen und massieren Sie damit regelmäßig Kopfhaut und Haare leicht ein.

Zum Trocknen der gewaschenen Haare sollten Sie so selten wie möglich einen Fön verwenden. Höhere Temperaturen fördern den Talgfluß. Das Trocknen an der Luft ist gesünder.

Ernähren: Wenn Sie sehr fettiges Haar haben, kann das auch an Ihren Lebensumständen liegen! Streß, zu wenig Schlaf, falsche Ernährung können die Talgdrüsenproduktion auf der Kopfhaut und ein zu schnelles Nachfetten der Haare enorm begünstigen. Eine Ernährung reich an Vitaminen der B-Gruppe (Vollkornprodukte, Reis, Hefeflocken) und Aminosäuren (Fisch, Eier, Milch, Joghurt) ist hilfreich.

Der Profi-Tip

● Fettiges Haar immer sanft behandeln: Mit einem milden Shampoo behutsam waschen, dabei nur gefühlvoll, nicht kräftig massieren, dann vorsichtig trocknen, am besten an der Luft.

● Fettiges Haar immer zurückhaltend behandeln: Viel ist nicht gleich gut! Eine übermäßige Talgproduktion der Kopfhaut kann auch durch zu viel Pflege entstehen.

● Fettiges Haar besonders hygienisch behandeln: Bakterien fühlen sich auf fettiger Kopfhaut äußerst wohl und verschlimmern Ihr Haarproblem noch. Waschen … spülen … kuren – benutzen Sie immer ein frisches Handtuch.

Bei der Durchsicht alter Rezepturen mit Heilkräutern bin ich im Zusammenhang mit Haarproblemen auch immer wieder auf die Brennessel gestoßen. Und zwar wegen ihres Vitamin- und Eisengehalts und ihrer stoffwechselanregenden Wirkung. Junge Brennesselblätter eignen sich vorzüglich zu Salat und Gemüse. Als Kur können Sie einige Wochen lang jeden Morgen auf nüchternen Magen 3 Teelöffel Brennesselsaft (aus dem Reformhaus) in einem halben Glas Wasser trinken.

Trockenes Haar

Egal, was daran schuld ist – bei trockenem Haar kommt zu wenig Fett in die Haarspitzen. Deshalb ist es auch besonders »splißgefährdet«, das heißt, die Haarspitzen spalten sich besonders leicht. Ursachen: Der Auslöser für trockenes Haar ist meistens mechanische Überbeanspruchung, wie zum Beispiel zu heißes Fönen, oder zu starke Sonneneinwirkung. Es ist aber auch möglich, daß die Talgdrüsen zu wenig Fett produzieren. Dann sind meist auch Gesichts- und Körperhaut zu trocken.

Waschen: Je nach Ursache und Stärke der Schädigung wirkt trockenes Haar glanzlos, rauh, spröde und brüchig. Die Haarfarbe kommt schlecht zur Geltung. Zu aggressive Shampoos entfetten das Haar noch mehr. Ein Shampoo für trockenes Haar muß die Haaroberfläche glätten und die Haarspitzen pflegen. Zum Schutz für das Haar sollte es unbedingt natürliches Protein enthalten. Das verbessert die Struktur jedes einzelnen Haares. Ein Shampoo, das wäscht und pflegt zugleich. Die Inhaltsstoffe sind so aufeinander abgestimmt, daß die Haare gleichzeitig sauber und geglättet werden.

Natürlichen Haarglanz erhalten Sie, wenn Sie das Haar mit Eigelb waschen.

Bei trockenem Haar empfehle ich die sogenannte »Haaransatzwäsche«: Das Shampoo nur auf den gescheitelten Haaransatz auftragen, in die Kopfhaut einmassieren, gründlich ausspülen. Die Haarspitzen werden also nur beim Ausspülen vom Shampoo kurz gestreift.

Wenn trockene Kopfhaut zu oft oder mit dem falschen Shampoo gewaschen wird, wird sie schuppig und juckt. Auch hier gilt: Mit einem besonders milden Shampoo dürfen Sie waschen, so oft es nötig ist. Mit einem Spezialshampoo sollte man höchstens zweimal pro Woche waschen.

Heißes Wasser laugt zu sehr aus. Verwenden Sie nur lauwarmes und zum Spülen kaltes Wasser.

Nachbehandeln: Die Spülung als Glanzgeber nach jeder Haarwäsche glättet die äußere Schuppenschicht des Haares, macht die Oberfläche glatt und geschmeidig. Im Gegensatz zum Shampoo gehört die Spülung nur auf die Haare, nicht auf die Kopfhaut. Es gibt fertige Cremespülungen: Nur einen Klecks auf die Finger nehmen und in die Haarspitzen einkneten. Kurz einwirken lassen. Ausspülen. Sie können aber auch jedesmal nach dem Haarwaschen einen kräftigen Schuß Obstessig ins Spülwasser geben. Das verleiht den Haaren neue Aktivität, da die Inhaltsstoffe des Obstessigs – Mineralstoffe und Spurenelemente – rasch in die Haarstruktur eindringen.

Spezialkuren gegen trockenes Haar enthalten Glattmacher und Kittsubstanzen. Durch Wärmezufuhr kann man deren Wirkung noch unterstützen: Eine Plastikfolie darüberlegen, unter der sich die Wärme staut. Der Friseur bestrahlt die Haare zu diesem Zweck mit Rotlicht, während die Kur einwirkt.

Hier noch zwei Kuren aus der Natur:

Mischen Sie 1 Eigelb mit 1 großen Cognac, reiben die Mixtur ins Haar und lassen sie dort zwanzig Minuten einwirken. Dann das Haar mit lauwarmem Wasser waschen, dem Sie den Saft von 1 Zitrone beigefügt haben.

Das ungewöhnliche Rezept für einen Aktiv-Haar-Rum: 120 g Salbei aus der Apotheke muß 3 Minuten in 1/2 Liter Wasser kochen. Durchseihen und zwei Tage an einem dunklen Ort stehen lassen. Zwischendurch immer wieder umrühren. Durch einen Filter laufen lassen und 1/8 Liter Rum dazurühren. Damit reiben Sie zweimal pro Woche Kopfhaut und Haare ein. Die Haare werden wunderbar geschmeidig. Trockenes Haar neigt dazu, abzubrechen und sich zu spalten. Beide Probleme werden im Kapitel »Haar braucht Hilfe« ausführlich behandelt.

Ernähren: An trockenem, brüchigem Haar sind meist äußere Einflüsse schuld (Bürsten, Toupieren, Färben, Tönen, Bleichen, Dauerwellen, Fönen, Sonne). Durch die richtige Haarpflege kann man das Problem »trockenes Haar« gut in den Griff bekommen. Eine mineralstoffreiche Ernährung kann lediglich unterstützend wirken. Wichtige Mineralstoffe sind zum Beispiel: Kalzium, Eisen, Phosphor, Natrium, Kalium, Kupfer, Silizium.

Ein paar Tips, um die Ernährung mineralstoffreicher zu machen:

● Viel frische Kräuter und Sauermilchprodukte verwenden.

● Eine tägliche Rohkostmahlzeit einlegen oder täglich ein Glas Karottensaft trinken.

● Nur hochwertiges, kaltgepreßtes Olivenöl verwenden.

Der Profi-Tip

● Trockenes Haar schonen: Um Haarstrukturschäden zu vermeiden, sollten Sie auf aggressive kosmetische Maßnahmen wie Färben, Bleichen, Dauerwellen eine Zeitlang verzichten. Schützen Sie Ihr Haar auch vor Meereswasser und anschließender Sonneneinwirkung.

● Trockenes Haar verwöhnen: Gönnen Sie Ihrem Haar einmal folgende Öl-Massage. Mischen Sie je 50 g Olivenöl, Rizinusöl und Mandelöl mit 5 g Rosenöl. Reiben Sie diese Öl-Mixtur abends vor dem Zubettgehen ins Haar, geben Sie ein Leinentuch darüber und lassen Sie alles über Nacht einwirken. Am nächsten Morgen werden die Haare mit einem milden Shampoo aus der Apotheke gewaschen.

● Wurzelgemüse möglichst wenig schälen. In den Schalen sitzen wertvolle Stoffe.

● Hirse in den Speiseplan einbauen: als Hirseflocken in der Suppe oder als Auflauf, Brei, Frikadellen.

Feines, weiches Haar

Feines Haar ist dünner als kräftiges Haar und wesentlich empfindlicher. Es sieht zwar weniger füllig aus, dies bedeutet aber nicht, daß zahlenmäßig weniger Haare da sind. Feines Haar hat eine besonders glatte Oberfläche, die Haare rutschen beim Frisieren aneinander ab, die Frisur hält einfach nicht.

Feines Haar kann sowohl zu trocken als auch zu fett sein. Ursachen: Feines Haar erbt man.

Waschen: Feines Haar ist hochempfindlich und nutzt sich schnell ab. Es muß also besonders schonend behandelt werden. Es kann sowohl zu trocken als auch zu fett sein. In beiden Fällen gibt es aber nur einen Weg, feines Haar immer duftig aussehen zu lassen: Sie müssen es oft waschen, wahrscheinlich sogar täglich. Achten Sie darauf, ein sehr mildes Shampoo zu verwenden, das ausdrücklich für die tägliche Haarwäsche geeignet ist. Zum Beispiel »frei öl – Haarshampoo«, exklusiv in der Apotheke.

Ab und zu können Sie auch ein sogenanntes Volumenshampoo verwenden. Das ist ein Spezialshampoo, das keratinaffine Substanzen enthält, die sich mit dem Haar verbinden und ihm optisch mehr Fülle geben sollen. Diese Shampoos können natürlich nicht die Struktur Ihrer Haare verändern.

Duftig und glänzend wird Ihr Haar auch, wenn Sie es manchmal statt mit Shampoo mit einem leichten Kamillenabsud waschen. Er bleibt im Haar, wird nicht ausgespült.

Nachbehandeln: Spezialkuren für feines Haar geben Glanz, machen optisch fülliger.

Kuren für feines Haar kommen nur ins Haar, nicht auf die Kopfhaut. Die Reihenfolge ist wichtig: Die Kurpackung im Haar verteilen, dann erst mit einem breitzahnigen Kamm durchziehen. Keinesfalls sollten Sie Kuren für strapaziertes Haar verwenden, da diese Glattmacher und Kittsubstanzen enthalten, die feines Haar noch glatter machen.

Da Frisuren in feinem Haar ausgesprochen schlecht halten, traktieren viele Frauen ihr feines Haar fast täglich durch Toupieren, Festigen, Sprayen. Oft genügt jedoch schon die richtige Föntechnik, um optisch mehr Haarvolumen zu erreichen: Fönen Sie über die Bürste oder gegen den Strich.

Über die Bürste fönen: Das Haar wird Strähne für Strähne über die Rundbürste gezogen. Extra-Tip: Die Bürste zum Auskühlen noch kurz im Haar lassen.

Gegen den Strich fönen: Das Haar wird – am besten Kopf nach unten – von einem Ohr zum anderen, vom Nacken zur Stirn gegen den Strich gebürstet und dabei getrocknet. Zur Unterstützung können Sie gelegentlich vor dem Trocknen etwas Forming-Creme mit Pflegesubstanzen ins Haar einarbeiten.

Der Profi-Tip

● Die richtige Frisur: Manche Frisuren sind mit feinem, weichen Haar einfach nicht zu verwirklichen. Finden Sie sich damit ab, anstatt vielerlei Festiger-, Dauerwell-, Volumenprodukte ins Haar zu geben. Wählen Sie eine Frisur, die ohne Chemie machbar ist. Die einzige Lösung bei feinem, weichen Haar ist der richtige Haarschnitt. Lassen Sie Ihr Haar vom Friseur möglichst stumpf schneiden und das regelmäßig, da feines Haar schnell fransig wirkt. Dann dürfen Sie täglich waschen und lauwarm in Form fönen.

Ernähren: Feines Haar ist erblich bedingt. Diese Veranlagung können Sie – das muß man der Ehrlichkeit halber sagen – nicht ändern. Mit der richtigen Pflege und dem richtigen Haarschnitt können Sie aber aus der Situation das Beste machen. Hier noch ein paar ergänzende Ernährungstips, mit denen Sie Ihr feines Haar gegen die Schadstoffbelastung von außen schützen:
Umweltschutz fürs Haar: Sechs Wochen lang täglich 1 Vitamin-E-Kapsel (200 I. E.) aus der Apotheke stärkt die Immunkraft. Essen Sie täglich rohes Obst und rohes Gemüse.
Ein frischer Kräutertee, drei Wochen lang morgens und abends je eine Tasse: 3 Teile Basilikum, 3 Teile Anis, 4 Teile Salbei, 2 Teile Lindenblüten, 2 Teile Beifußblüten, 2 Teile Arnika und 3 Teile Erdbeerblätter werden gemischt. 2 Teelöffel der Mischung mit 1 Tasse kaltem Wasser ansetzen, 2 Stunden stehen lassen. Kurz aufkochen, 10 Minuten ziehen lassen, durchseihen.

Richtig pflegen mit den richtigen Geräten
Alles, was die Schuppenschicht der Haaroberfläche beschädigt, schadet Ihrem Haar. Beim Kauf von Haarpflegegeräten sollten Sie nicht sparen. Achten Sie auf Qualität. Worauf es ankommt:

Kamm: Große, grobe Kämme sind besser als sehr feine. Sie gleiten leicht auch durch langes Haar. Am besten: Handgesägte Kämme ohne Naht in der Mitte, die das Haar aufreißen würde. Am liebsten empfehle ich Kämme aus Horn, das sind allerdings auch die teuersten.

Bürste: Scharfkantige Borstenspitzen rauhen die Haaroberfläche unnötig auf. Schonend: Naturbürsten mit nicht zu dicht stehenden Borsten und Bürsten mit abgerundeten Kunststoffkuppen an den Borsten. Sie brauchen eine Bürste mit weit auseinanderstehenden Borsten zum Ausbürsten und eventuell eine Rundbürste zum Fönen, deren Größe je nach Lockengröße und Haarlänge gewählt wird.

Lockenwickler: Egal aus welchem Material – Lockenwickler sollten unbedingt eine glatte Oberfläche haben. Damit die Haarenden beim Wickeln nicht abknicken, wird zum Einrollen Spitzenpapier verwendet. Geduld lohnt sich: Je sauberer Sie wickeln, desto leichter und schonender lassen sich die Wickler wieder aus dem Haar entfernen.

Fast wie naturkrauses Haar sehen Papilloten-Locken aus: Das sind dicke Gummiwülste, um die einzelne Haarsträhnen gewickelt werden. Wenn die Strähne bis zum Haaransatz aufgewickelt ist, wird die Papillote verknotet. Den gleichen Effekt erzielen Sie mit schmalen Stoffstreifen, die Sie selbst zuschneiden können.

Lockenstab: Mit feuchtem Dampf betriebene Lockenstäbe sind schonender als normale. Ein Mittelding zwischen Fön und Bürste sind elektrische Lockenbürsten. Testen Sie auf dem Handrücken: Die Borsten müssen sich angenehm anfühlen. Die Temperatur sollte regulierbar sein. Ob Lockenstab oder Lockenbürste – beides sollten Sie nur benutzen, um die Frisur zwischendurch mal in Fasson zu bringen.

Fön: Nicht nur die Temperatur, auch die Intensität des Luftstroms muß regulierbar sein. Nur so können Sie Wärme und Stärke des Luftstroms individuell auf Ihren Haartyp einstellen.

Der Profi-Tip

● Hygiene ist wichtig: Auch Kamm, Bürste und Lockenwickler können Bakterienträger sein – deshalb müssen sie regelmäßig gereinigt werden. Den Kamm am besten nach jeder Benutzung unterm Wasserhahn abspülen. Die Bürste wird mindestens einmal wöchentlich in lauwarme Shampoolauge getaucht und am Waschbeckenrand abgeschlagen. So lösen sich Haare, Schuppen, Schmutzablagerungen spielend. Auch Lockenwickler müssen regelmäßig in Shampoolauge ausgewaschen werden. Abspülen nicht vergessen!

Haar braucht Hilfe

Für jedes Haarproblem gibt es eine Lösung. Wenn meine Ratschläge nicht helfen, Ihr spezielles Problem zu bessern oder zu beseitigen, sollten Sie unbedingt einen Arzt konsultieren.

Die richtigen Ansprechpartner für ernsthafte Haarprobleme sind Hautärzte (Dermatologen) und Frauenärzte (Gynäkologen). In vielen Großstädten gibt es inzwischen auch Haarsprechstunden an den Universitätskliniken. Zum Beispiel in Berlin, Düsseldorf, Erlangen, Frankfurt, Hamburg, München. Dort führen Spezialisten, die über modernste Methoden verfügen, die notwendigen Untersuchungen durch.

Haarausfall

Von einem krankhaften Haarausfall spricht man erst dann, wenn täglich 100 oder mehr Haare ausfallen. Dies sollten Sie sich ganz deutlich machen. Da die Haare als äußeres Merkmal eine sehr wichtige Rolle spielen, neigen viele Frauen zu einer übergenauen Eigenbeobachtung. Zum Beispiel: »Mir gehen seit Jahren die Haare so stark aus. Ich trau' mich schon gar nicht mehr, mich zu kämmen und die Haare zu waschen..." Meistens handelt es sich dabei um die 50 bis 80 Haare, die man täglich auf natürliche Weise verliert. Diese Kolbenhaare stecken nur noch locker in der Haarwurzel und werden bei der geringsten Belastung – wie Kämmen oder Waschen – leicht herausgezogen. Dieser ganz natürliche Haarausfall wird oft mißverstanden.

Wenn Sie trotzdem glauben, an krankhaft erhöhtem Haarausfall zu leiden, können Sie die Diagnose durch tägliches Zählen der ausgefallenen Haare erhärten. Oder Sie lassen vom Hautarzt eine Haarwurzeluntersuchung machen. Er entnimmt ein Haarbüschel und zählt unter dem Mikroskop aus, wieviele Haare sich gerade in welcher Wachstumsphase befinden. Die Normalwerte: Bei gesundem Haar sind 85% aller Kopfhaare ständig in der Wachstumsphase, 1% in der Übergangs- und 14% in der Ruhephase.

Die Behandlung besteht im einfachsten Fall, soweit das zu klären ist, in der Beseitigung der Ursache. Haare können ausfallen:

Durch mechanische Ursachen: Ständiges Tragen von Perücken, zu engen Hüten, scheuernden Helmen und Frisuren, die dauernden Zug an der Haarwurzel erzeugen (Haargummis) kann Haarausfall verursachen. Ebenso Druckstellen des Hinterkopfs am Polster bei langer Bettlägrigkeit. Dieser Haarausfall verschwindet meist problemlos, wenn die Ursache beseitigt wird.

Nach Verletzungen, Verätzungen, Verbrennungen: Vernarbender Haarausfall ist in der Regel nicht behandelbar.

Nach schweren allgemeinen Infekten: Als Beispiele seien genannt schwerer Blutverlust, hohes Fieber, Grippe, Typhus, Syphilis, Tuberkulose. Der Haarausfall kann nach Abheilen der Krankheit aufhören.

Bei chronischen Krankheiten: zum Beispiel Anämien, chronisch aktiver Hepatitis, Stoffwechsel- und Schilddrüsenerkrankungen, Tuberkulose.

Nach Operationen und traumatischem Schock: Bei den letzten drei Ursachengruppen ist ein vorzeitiges Ende der Wachstumsphase schuld am Haarausfall.

Nach Vergiftungen oder Medikamenteneinnahme: (Zum Beispiel Zytostatika, Heparin): Ist der Auslöser geringfügig, wächst das Haar nach kürzester Zeit wieder normal. Ist der toxische Schaden stark, kommt es zum Zelltod der Haarwurzelzellen.

Durch Strahlenschäden: Wenn die Ursache ausgeschaltet wird, kommen die natürlichen Wachstumsvorgänge meist wieder in Gang.

Durch Dauerwell- und Haarfärbemittel: Der Gebrauch von Haarfärbe- und Dauerwellmitteln mit zu aggressiven Wirkstoffen, deren falsche Handhabung oder die unzulässige Kombination verschiedener Produkte kann zu Haarausfall führen. Vorbeugen: Genau auf die Deklaration achten und die Gebrauchsanweisung strikt befolgen.

Nach übertriebenen oder zu einseitigen Diäten: Vernunft ist die beste Vorbeugung! Machen Sie keine einseitigen Diäten, deren einziger Erfolg eine totale Mangelernährung ist. Sie schaden mehr als sie nutzen, können sogar nie wiedergutzumachende gesundheitliche Schäden hervorrufen. Eine Diät muß auf Ihr Gewicht, Ihre Gesundheit zugeschnitten sein. Eine Diät zur Gewichtsreduktion sollte am besten unter ärztlicher Aufsicht durchgeführt werden.

Durch Vitaminmangel (zum Beispiel Folsäure, Vitamin B 12) **und Ernährungsstörungen** (zum Beispiel Eisenmangel, Proteinmangelernährung): Der Arzt kann dieser Art Mängel leicht feststellen und mit den richtigen Präparaten ausgleichen. Durch eine ausgewogene Ernährungsweise können Sie selbst solchen Mängeln durchaus vorbeugen.

Durch psychische Faktoren: Erschöpfungszustände, Schlaflosigkeit, Streß-Situationen können Haarausfall auslösen. Bei manchen psychischen Störungen tritt als Tic ein ständiges, zwanghaftes Eindrehen von Haarlocken auf. Es kommt zu Haarausfall durch mechanische Überbeanspruchung.

Durch hormonelle Einwirkungen: Bei vielen Frauen tritt zwei bis vier Monate nach der Niederkunft vermehrter Haarausfall auf. Das liegt daran, daß während der Schwangerschaft die Haare länger in der Wachstumsphase verharren als sonst. Nach der Entbindung treten diese Haare alle gleichzeitig in die Ruhephase ein. Das Ergebnis: ein verstärkter Haarausfall etwa ab der achten Woche nach der Entbindung. Der ist im medizinischen Sinne jedoch selten auffällig und normalisiert sich nach ein paar Wochen wieder.

Ein ähnliches Phänomen tritt zuweilen auch nach Absetzen der Pille auf.

Seltener ist ein chronischer Haarausfall bei Frauen in den Wechseljahren und bei Frauen, deren Sexualhormone meßbar verschoben sind. Hier hilft der Gynäkologe.

Beim Haarausfall vom männlichen Typ: Die sogenannte »Erbglatze« ist eine Zivilisationserscheinung, die man wohl als unabänderliches Schicksal hinnehmen muß. Gegen eine Glatze ist – wenn sie erst einmal da ist – im wahrsten Sinne des Wortes kein Kraut gewachsen.

Die Vielfalt der Ursachen macht deutlich, wie schwierig die Klärung des Haarausfalls sein kann. Oft ist auch eine Häufung mehrerer Ursachen schuld. Krankhafter Haarausfall gehört deshalb unbedingt in die Hand eines Arztes.

Bleibt die Ursachensuche erfolglos, ist eine Krankheit oder hormonelle Störung ausgeschlossen, oder wenn Ihr Haarausfall nicht so drastisch ist, daß er als krankhaft gilt, versuchen Sie folgendes **3-Punkte-Programm:**

1 Streß-Faktoren abbauen: Gönnen Sie sich prinzipiell mehr Schlaf und versuchen Sie vor allem, innerlich zur Ruhe zu kommen.

2 Nahrung von innen: Eine möglichst ausgewogene, vollwertige Ernährung hilft, zumindest Vitaminmangelzustände auszuschließen und den Körper gegen schädliche Umwelteinflüsse zu wappnen. Die Zahl der Frauen, die über Haarausfall klagen, hat sich in den letzten Jahren so deutlich erhöht, daß manche Ärzte schon vom »Waldsterben auf dem Kopf« sprechen.

Hier ein paar Ernährungstips:

Nehmen Sie einmal wöchentlich am Morgen 1 Teelöffel Bierhefe zu sich und trinken Sie ein Glas warme Milch nach. Essen Sie viel Spargel, Weißkohl, Möhren, Vollkornbrot, Haferflocken, Weizenkeime, Linsen, Buchweizen und Quark.

Nehmen Sie regelmäßig Hirse- und Selenpräparate aus der Apotheke zu sich.

Versuchen Sie es einmal mit der Bockshornkleekur: 1 gehäufter Teelöffel Bockshornkleesamenpulver aus der Apotheke wird mit 1 Tasse kochendem Wasser übergossen, 15 Minuten ziehen lassen, durchseihen. Drei Wochen lang täglich eine Tasse trinken. Setzen Sie die Kur ab, falls Sie bei sich eine unerwünschte Gewichtszunahme feststellen sollten.

3 Nahrung von außen: Normales Haarwachstum ist nur auf normalem Haarboden zu erwarten. Viele volksmedizinische Empfehlungen betreffen deshalb die Pflege der Kopfhaut. Und sie konzentrieren sich vor allem auf vier Heilkräuter:

Buchsbaum: Ein hervorragendes Haarwuchsmittel. Das Holz wird fein zerkleinert und etwa eine halbe Stunde gesotten. Tauchen Sie den Kamm in diesen Absud und kämmen Sie die Haare öfter damit durch. Vorsicht: Das Haar kann sich verfärben.

Raute: Ein Haarwuchsmittel aus dem Mittelalter, dessen Preßsaft mit Alkohol als Haarwasser gelobt wird. Hier das Rezept für eine Haarwuchslotion: 10 g getrocknete Eberrauteblätter aus der Apotheke werden mit 1/2 Liter kochendem Wasser überbrüht. 8 Minuten ziehen lassen, durchseihen und lauwarm oder kalt in die Haare einmassieren.

Klette: Ein seit alters her geschätztes Haarwuchsmittel. Rezept für einen Kräutersud: 30 g Klettenwurzel, Stabkrautwurzel, Salbeiblätter, Rosmarinblätter und Begonienblätter. Einen Absud bereiten und nach der Haarwäsche als Spülung, die im Haar verbleibt, benutzen.

Klettenwurzelöl aus der Apotheke ist ein altbekanntes Volksmittel zur Beeinflussung des Haarausfalls. Reiben Sie die Kopfhaut mehrmals am Tag damit ein.

Brennessel: Reiben Sie den Haarboden täglich mit frisch gepreßtem Brennesselsaft ein.

Schuppen

Auf jeder normalen Kopfhaut findet eine Abschilferung der obersten Hornschicht statt. Diese Abschilferung ist mit bloßen Augen nicht sichtbar.

Wie entstehen Schuppen? Die Epidermis, das ist die äußerste Hautschicht, produziert zu viele Zellen. Wenn sich diese Schüppchen dann zusammenklumpen und abgestoßen werden, kommt es zur sichtbaren, störenden Schuppenbildung. Die Kopfhaut kann dabei zu fettig oder zu trocken sein. Da die Epi-

Der Profi-Tip

● **Hilfe aus der Natur:** Überbrühen Sie 30 g Kastanienblätter mit $^1/_2$ Liter kochendem Wasser, zehn Minuten ziehen lassen, durchseihen. Mit diesem kalten Tee reiben Sie mehrmals am Tag die Kopfhaut ein.

● **Hilfe aus dem Reformhaus:** Betupfen Sie die Kopfhaut mehrmals täglich mit Brennesselfrischpflanzensaft. Er dient auch als Anti-Schuppen-Haarwasser, hilft nicht nur bei Haarausfall.

● **Hilfe aus der Apotheke:** Nehmen Sie einige Zeit täglich zehn Tropfen Zinnkrauttinktur in etwas Wasser zu sich. Waschen Sie Ihr Haar in dieser Zeit vorsichtig mit einem besonders milden, alkalifreien Shampoo, ebenfalls aus der Apotheke.

dermis bei starker Schuppenbildung immer dünner wird, ist die Kopfhaut hochempfindlich. Viele Schuppenträger leiden deshalb zusätzlich unter Kopfjucken und entzündeter Kopfhaut. Was tun? Die Verwendung sogenannter Anti-Schuppen-Shampoos ist unter Fachleuten umstritten, da eine genaue Ursache für diese oben beschriebene Zellüberproduktion noch nicht gefunden wurde. Sie ist wahrscheinlich anlagebedingt. Die meisten dieser Shampoos enthalten Teer-, Schwefel- oder Selen-Zusätze. Letzteres sollte bei fettigem Haar nicht verwendet werden, da es den Talgfluß steigert. Auch wirken diese Anti-Schuppen-Shampoos nur, solange sie ständig verwendet werden. Sie dämmen die Schuppenbildung nur ein, schaffen sie aber nicht ab.

Versuchen Sie einmal folgende volksmedizinische Empfehlung: Je 30 g Weidenrinde und Frauenhaarkrautblätter werden mit 50 g Lupinensamen 10 Minuten lang in 1 Liter Wasser gekocht. Dann durchseihen und in eine Flasche abfüllen. Mit dieser Mischung können Sie Ihr Haar waschen und anschließend die Kopfhaut einmassieren. Die Kur sollte 14 Tage dauern.

Bei hartnäckigem Schuppenbefall sollten Sie vom Facharzt klären lassen, ob der Haarboden gesund ist. Oft befinden sich Bakterien oder Pilze auf der Kopfhaut, die behandelt werden müssen. Sie können Ursache oder Folge der Schuppen sein.

Zuweilen sind Schuppen auch ein Alarmzeichen für andere Erkrankungen oder für einen massiven Vitaminmangel. Lassen Sie sich durchuntersuchen.

Gefärbtes Haar

Wer seine Haarfarbe verändern will, muß wissen: Es gibt keine einheitlichen Produktbezeichnungen. Blondierung, Aufheller, Coloration, Sauer-Coloration, Tönungsshampoo, Tönungsschaum, Schaumtönung, Farbbalsam, Farbfestiger, Farbspray — wenn Sie wissen möchten, was der Inhalt einer Packung bewirkt, gilt es, die Produktbeschreibung jeweils genau zu studieren.

Rein technisch können Sie aus pechschwarzem Haar einen Blondschopf machen. Und umgekehrt. Die verschiedenen Produkte unterscheiden sich in ihrem Ergebnis (Farbintensität, Deckkraft, Haltbarkeit der Farbe) voneinander. Aber auch in ihrer »Giftigkeit«.

Hauptsächlich gibt es zwei Produktgruppen:

Direktziehende Farben: Das sind Tönungen, die sich nur außen am Haar anlagern. Sie erkennen sie daran, daß in der Tube oder Flasche schon die fertige Farbe enthalten ist.

Oxydationsfarben: Das sind meistens zwei Produkte. Zuerst wird die Haarstruktur aufgerauht. Dann werden die farbbildenden Moleküle fest am Haar verankert.

Alle Oxydationsfarben greifen die Struktur des Haares an. Beigemengte pflegende Substanzen sollen dieser Entwicklung vorbeugen. Große Farbsprünge können jedoch nur mit Oxydationsfarben realisiert werden. Ein weiteres Problem: Der Nachwuchs wird bei großen Farbsprüngen sehr schnell wieder sichtbar. Die

Der Profi-Tip

● Vor Anwendung von synthetischen und Oxydationshaarfarben sollten Sie unbedingt einen Allergie-Test machen (in der Armbeuge oder am Ohrläppchen).

● Dauergewelltes Haar darf nicht auch noch gefärbt werden.

● Gefärbtes oder getöntes Haar muß immer gut vor Sonne geschützt werden.

● Gefärbtes oder getöntes Haar braucht besonders intensive Pflege, damit es auf Dauer nicht strohig und struppig wird: Mild und alkalifrei waschen. Öfter einmal eine pflegende Spülung oder Kurpackung ins Haar geben.

Ansätze müssen alle paar Tage schon wieder nachbehandelt werden.

Darauf müssen Sie achten, wenn Sie Ihre Haare selbst färben: Halten Sie sich ganz genau an die Gebrauchsanweisung. Oxydationsfarben müssen nach dem Mischen sofort verwendet werden.

Das Produkt darf keinesfalls in die Augen kommen. Sollte das doch einmal geschehen, sofort mit Wasser auswaschen.

Haarfärbeprodukte dürfen Sie niemals in die Kopfhaut einmassieren und bei Verletzungen oder Ausschlägen auf der Kopfhaut anwenden.

Ob Farbstoffe, die durch die Haut eindringen und vom Organismus aufgenommen werden, dort Schaden anrichten oder nicht, ist umstritten. Chemische Farbstoffe können auf jeden Fall Allergien auslösen.

Was tun? Probieren Sie statt Oxydationsfarben erst einmal ein Tönungspräparat. Sie können Ihr Haar damit um Nuancen verändern. Wenn Sie das Risiko chemischer Haarfärbemittel nicht eingehen möchten: Auch die Natur hält Farben für Ihr Haar bereit. Das ist schwieriger und zeitaufwendiger. Es gibt inzwischen schon eine ganze Menge sogenannter Ökofriseure, die mit (biologisch angebautem) Henna, mit Heidelbeere, Walnuß, Krappwurzel, Sandelholz, Rhabarberwurzel, Indigo, mit Kaffee, Tee und Rotwein sehr schöne Töne ins Haar bringen. So wird das Haar getönt und gleichzeitig gepflegt.

Dauergewelltes Haar

Wer sich bewußt machen will, was er seinem Haar mit einer Dauerwelle zumutet, muß wissen, wie das funktioniert. Bei den heute verwendeten Kaltwellen wird in mehreren aufeinanderfolgenden Phasen der Aufbau des Haares verändert. Das muß man sich so vorstellen: Das einzelne Haar besteht – chemisch betrachtet – aus langen Molekülketten. Diese Ketten sind untereinander durch Schwefelbrücken verbunden. Die unterschiedliche Anordnung der Brücken gibt dem Haar seine natürliche Form. Soll diese Form auf Dauer radikal verändert werden, greift man zur Dauerwelle: Sie sprengt diese Schwefelbrücken (zum Beispiel mit Thioglykolsäure). Dann wird das Haar gewickelt, also neu geformt. Jetzt müssen diese neuen Locken mit einem Festiger »fixiert« werden (zum Beispiel mit Wasserstoffperoxyd). Mit solchen sogenannten Kaltwellen wird also die Haarstruktur chemisch aufgelöst und damit der sichtbare Teil des Haares stark strapaziert.

Was tun? Überlegen Sie zunächst, ob Sie wirklich immer und auf längere Dauer die Struktur Ihrer Haare verändern wollen. Wer nur ab und zu mal gelockt oder gewellt gehen möchte, hat sieben Alternativen: Locken aller Art können Sie auch mit Lockenwicklern, Haarclipsen, Haarnadeln, Papilloten, Lockenstab, Kreppeisen und verschiedenen Flechttechniken erzielen. Die Haare werden geschont und sind nach der nächsten Wäsche wieder glatt.

Wenn Sie eine Dauerwelle planen, probieren Sie die erstrebte Frisur zunächst einmal mit Wicklern oder Lockenstab aus. Vielleicht ist Ihre Traumfrisur gar nicht so vorteilhaft, wie Sie sich das vorgestellt haben, und Sie ersparen sich eine Enttäuschung. Lassen Sie sich keine Dauerwelle ohne vorherigen Allergietest machen. So mancher Kunde (beim Friseur) wurde schon zum Patienten (beim Dermatologen).

Bei Verletzungen oder Entzündungen der Kopfhaut und bei bereits gebleichtem oder gefärbtem Haar sollte auf keinen Fall eine Dauerwelle gemacht werden. Lassen Sie sich von der Werbung nicht suggerieren, daß Dauerwellen gegen Schuppen und fettiges Haar helfen. Diese Aussage ist wissenschaftlich äußerst umstritten.

Hilfe für dauergewelltes Haar: Dauergewelltes Haar ist nichts anderes als stark strukturgeschädigtes Haar. Oft wirkt es schon nach kürzester Zeit stumpf und struppig, da die Haaroberfläche aufgerauht ist. Waschen Sie nur mild und alkalifrei. Am besten mit einem Shampoo, das für die tägliche Wäsche geeignet ist. Eine pflegende Spülung nach jeder Wäsche hilft, den Haarschaft zu glätten und zu befeuchten. Auch Kurpackungen, speziell für dauergewelltes Haar, geben Glanz und Pflege.

Gespaltene Spitzen

Das Aufsplittern in Längsrichtung ist ganz einfach eine Alterser-
scheinung des Haares. Bei Langhaarfrisuren ist das Haarende alt
und durch Waschen, Kämmen, Bürsten, Aufstehen auf der
Schulter abgenutzt. Erst wird es glanzlos, fühlt sich rauh an.
Dann spalten sich die Haarspitzen. Man nennt das »Spliß«.

Wie entsteht Spliß? Mechanische Einwirkungen, thermische Einflüsse und chemische Schädigungen machen die Haarspitzen
kaputt. Wer diese Einflüsse ausschalten kann, wird nicht unter
Spliß leiden.

Mechanische Einwirkungen: heftiges Kämmen und Bürsten – oft
mit den falschen Geräten, häufiges Toupieren, das Verwenden
von kratzigen Lockenwicklern und nicht umwickelten Gummi-
bändern. Thermische Einflüsse: zu heißes Fönen, Trockenhau-
ben, Lockenstäbe und zu intensive Sonnenbestrahlung.

Chemische Schädigungen: Tönen, Färben, Bleichen, Dauerwellen, Waschen mit alkalihaltigen Shampoos.

Was tun? Vermeiden kann man solche Haarstrukturschäden, indem das Haar mit einem milden Qualitätsshampoo schonend
(alkalifrei) gewaschen wird. Verzichten Sie auf alle aggressiven
kosmetischen Maßnahmen.

Achten Sie beim Eindrehen auf Lockenwickler darauf, daß die
Haarspitzen am Wickler glatt anliegen, damit sie nicht knicken
oder abbrechen.

Auch durch zu häufiges Benutzen von Heizwicklern können sich
die Haarspitzen spalten.

Ist das erst einmal geschehen, hilft nur eines: Der sogenannte
Spliß-Schnitt: Der Friseur nimmt Strähne für Strähne, dreht sie
straff wie eine Kordel, so daß die Spitzen der kürzeren Haare her-
ausstehen, und schneidet sie ab.

Vor allem bei langem Haar sollten Sie die Spitzen regelmäßig
schneiden lassen. Anschließend muß eine intensive Pflege der
Haarspitzen einsetzen.

Der Profi-Tip

Ihr Haar braucht besonders viele Vitamine und Mineralien. Und so »nähren« Sie von innen:

● Essen Sie viel frisches, rohes Gemüse, reichlich Goldhirse (gedünstet, als Flocken in der Suppe oder als Dessert), nehmen Sie ein Kieselsäurepräparat aus der Apotheke oder trinken Sie in Wasser aufgelöste Kieselerde.

Hier ein Rezept für eine ungewöhnliche Haarspitzen-Kur: Geben Sie 1 Eigelb in eine kleine Schüssel und rühren Sie Tropfen für Tropfen 30 g Mandelöl aus der Apotheke dazu. Tragen Sie diese Mischung auf Ihre Haarspitzen auf und lassen das Ganze 1 Stunde einwirken. Dann abwaschen.

Rezept für einen natürlichen Haarspitzen-Wein: In einer Flasche werden 1/2 Liter Weißwein, 1/2 Liter Olivenöl und 250 g grüne Walnußschalen gemischt. Die Flasche muß 3 Wochen an einem sonnigen Fensterplatz stehen. Danach werden mit dieser Mixtur täglich die Haarspitzen massiert. Vorsicht: Die Walnußschalen verfärben Haut und Haare. Decken Sie die Haut gut ab. Die Haare werden während der Kur etwas dunkler.

Fertige Kurpackungen gegen Haarstrukturschäden glätten den Haarschaft. Man setzt sie ab und zu als Kur oder regelmäßig als Spülung ein. In jedem Fall müssen sie gründlichst ausgespült werden. Die neuen Haarkuren mit Proteinen verbleiben im Haar.

Die Volksmedizin empfiehlt, die Haarspitzen vorbeugend regelmäßig mit Klettenwurzelöl einzumassieren.

Für gesunde Haare:
Hilfe aus der Natur

Was?	Wie?	Wo?
Vitamin A	stärkt die Kopfhaut, gibt dem Haar Festigkeit	in Karotten, Aprikosen, Mangold, Spinat, Grünkohl, Sauerampfer, Löwenzahn, Erdbeeren, Sanddorn
Vitamin B_2	verhindert Schuppen	in Vollkornprodukten, Keimlingen, Brokkoli, Pilzen, Samen, Spinat
Vitamin B_5 und B_8	stärkt die Kopfhaut und das Haar	in Spargel, Blumenkohl, Pilzen, Melonen, Sonnenblumenkernen, Weizenkeimen
Vitamin C	wichtig für den Haaraufbau	in Kiwis, Zitrusfrüchten, Paprika, Sanddorn, Kartoffeln, Sauerkraut und Kräutern
Vitamin E	stärkt die Kopfhaut, regt den Haarwuchs an, verbessert die Durchblutung, gibt Fülle	in Samen, Sprossen, Petersilie, Porree, Hülsenfrüchten
Vitamin H	gibt dem Haar Festigkeit	in Nüssen
Eiweiß	aktiviert die Durchblutung der Kopfhaut, regeneriert Haut, Zellteilung, Wachstum	in Hülsenfrüchten, Nüssen, Kartoffeln, Vollkornprodukten, Samen und Sprossen
Hopfenextrakt	stärkt die Kopfhaut	als Tropfen in der Apotheke erhältlich

Was?	Wie?	Wo?
Hefe	kräftigt die Haarwurzeln	in Tablettenform oder als Hefeextraktpulver
Kampfer	verbessert die Durchblutung der Kopfhaut, gibt Fülle	als Kampferöl oder Kampferspiritus
Sesam-, Weizenkeim-, Jojobaöl	regeneriert den Haarboden	in der Apotheke erhältlich
Eisen	gegen Haarausfall	in Leber, Linsen, Gemüse, Fisch und Eiern (sehr gut resorbiert wird Eisen in Verbindung mit Vitamin C und Magnesium)
Gelatine	enthält Aminosäuren für Haare und Nägel	z. B. in Weingummis, Sülzen
Kalzium und Proteine	für Haarwuchs und Nervensystem	in getrockneten Algen

Juckende Kopfhaut

Wenn Sie nicht unter Schuppen leiden und Ihr Arzt auch keinen anderen Grund für Ihr Kopfhautjucken gefunden hat (zum Beispiel einen Pilz- oder Bakterienbefall), liegt vielleicht ein allergischer Reiz vor. In diesem Fall hilft Kalzium, entweder aus der Nahrung (zum Beispiel in getrockneten Algen) oder als Brausetablette aus der Apotheke. Unterstützend können Sie eine Woche lang täglich einige Tropfen Brennesselhaarwasser mit sanft kreisenden Bewegungen in die Kopfhaut einmassieren. Auch Klettenwurzel ist als Massageöl gegen Kopfhautjucken geeignet.

Was man täglich für Haut und Haare tun muß

1 Haare waschen

Feines, weiches Haar und Kurzhaarfrisuren sitzen nur, wenn man sie täglich wäscht. Auch fettes Haar dürfen Sie mit den neuen milden, alkalifreien Shampoos ruhig täglich waschen. So fühlt man sich einfach wohler.

2 Duschen

Seifen Sie sich nur da ein, wo Körpergeruch entsteht: Achseln, Intimbereich, Füße. Am besten benutzt man dazu eine seifenfreie Waschcreme, die die Haut nicht austrocknet. Anschließend kalt abduschen. Das härtet ab, macht putzmunter, durchblutet optimal.

3 Bürsten und massieren

Vorm Duschen oder unter der Dusche: Einmal am Tag sollten Sie den ganzen Körper – vom Zeh bis zum Kinn – mit einem Luffahandschuh bürstend massieren. Nach dem Duschen: Mit einem Körperöl, das Jojoba, Aloe Vera, Weizenkeime und Vitamine enthält, kräftig nachmassieren.

4 Morgens und abends

Das Gesicht reinigen: Make up, Schmutz, Hautfett, Schweiß müssen runter. Normale Haut verträgt gut eine alkalifreie Cremeseife. Bei Problemhaut darauf achten, daß sie rückfettend wirkt. Danach unbedingt cremen: Eine Tages- und Nachtcreme mit feuchtigkeitsspendenden Wirkstoffen schützt die Haut vor dem Austrocknen, macht glatt und geschmeidig (zum Beispiel »frei öl – Intensivcreme«).

5   Täglich mehrmals

Die Hände schützen: Nach jeder Berührung mit Wasser sollten Sie Ihre Hände mit einer Intensivcreme gut eincremen. Am besten deponieren Sie eine solche gleich neben jedem Waschbecken.

6   Nach jeder Mahlzeit

Zahnbelag kann gar nicht erst entstehen, wenn Sie nach jeder Mahlzeit mindestens drei Minuten lang Ihre Zähne bürsten. Die Technik: Immer von Rot nach Weiß, also vom Zahnfleisch in Richtung Zahn putzen.

7   Täglich einmal

Einmal am Tag sollten Sie so richtig aus der Puste kommen. Gymnastik, Joggen, Treppensteigen, Radeln – bringen Sie Ihren Kreislauf in Schwung!

Das Gesicht

Die verschiedenen Haut-Typen

Trockene oder fette Haut, Mischhaut, empfindliche Haut, normale oder vergrößerte Poren – es ist ganz schön schwer, seine Haut richtig einzuschätzen. Aber nur wer seine Haut genau kennt, kann sie auch richtig pflegen. Je exakter man mit der Pflege auf die speziellen Bedürfnisse und Empfindlichkeiten der Haut eingeht, desto wirksamer kann man die Haut in ihren natürlichen Funktionen unterstützen.

Die Dermatologen unterscheiden vor allem zwei Grundrichtungen von Hauttypen: Die eher fettige und die eher trockene Haut.

Merkmale der fettigen Haut

– Sie glänzt fettig, oft sogar schon kurz nach der Reinigung.

– Sie ist schlecht durchblutet, die Poren sind vergrößert.

– Sie neigt zu Hautunreinheiten, verstopften Poren, Mitessern, Pickeln.

Merkmale der trockenen Haut

– Sie spannt nach dem Waschen mit normaler Seife.

– Sie wirkt dünn, feinporig, zart, neigt zu Schuppenbildung.

– Sie neigt selten zu Unreinheiten, eher zu roten Flecken und Äderchen.

– Sie bekommt schnell Trockenheitsfältchen.

Um festzustellen, ob Ihre Haut eher fett oder eher trocken ist, können Sie selbst folgenden Test machen: Waschen Sie Ihr Gesicht an einem Abend mit normaler Seife und cremen Sie es ausnahmsweise einmal nicht ein. Am nächsten Morgen betrachten Sie Ihr Gesicht sehr genau im Spiegel. Jetzt können Sie erkennen, ob und an welchen Stellen Ihre Haut selbst Fett produziert hat.

Noch exakter kann die Kosmetikerin Ihren Hauttyp bestimmen. Viele benutzen dazu schon einen Computer. Diese sogenannten Hautcomputer, die es auch in den Kosmetikabteilungen der Kaufhäuser gibt, liefern die Diagnose in Sekundenschnelle. Sie stellen den Hauttyp, den Verhornungsgrad und den Feuchtigkeitsgehalt der Haut fest.

Einen solchen Hauttest – ob durch Eigenbeobachtung oder per Computer – sollte man alle paar Monate machen, da zunehmendes Alter, aber auch viele äußere Faktoren (wie zum Beispiel die Jahreszeit, Streß, Umweltbelastungen, Sonne, Wind) die Haut und so auch den Hauttyp immer wieder beeinflussen können. Die optimale Pflege richtet sich nach dem momentanen Hautzustand. Die Alternative: Eine Pflegeserie benutzen, die ausdrücklich für alle Hauttypen geeignet ist.

Zeigt Ihre Haut Merkmale des fetten Typs und Merkmale des trockenen, so handelt es sich um Mischhaut: Die sogenannte T-Zone (Stirn, Nase, Kinn) glänzt fettig, die Wangen sind trocken.

Empfindliche Haut hat meist alle Merkmale des trockenen Typs, reagiert auf äußere und innere Einflüsse schnell mit Brennen, Jukken, roten Flecken, Pickeln. Allergische Reaktionen treten häufiger auf.

Gesunde Haut ist gut durchblutet, hat eine frische Farbe, gute Spannkraft und Elastizität. Mit der richtigen Pflege können diese Merkmale auch auf Ihre Haut zutreffen.

Reinigung – der erste Schritt zur Schönheit

Was sich tagtäglich auf der Hautoberfläche ansammelt (Umwelt-schmutz, Hautfett, Schweiß, Make-up, Bakterien), muß abends runter, das ist klar. Auch wenn Sie sich nicht schminken, sollten Sie Ihr Gesicht abends sehr gründlich reinigen. Die tiefenwirk-same Reinigung ist der erste Schritt zur reinen Haut. Wird nicht regelmäßig gereinigt, verstopfen die Poren, entstehen Mitesser und Pickel.

Morgens reicht lauwarmes Wasser oder das Abreiben mit einem milden Gesichtswasser. Abends muß der Schmierfilm aus Schminke, Hautfett, Schmutz mit speziellen Reinigungsproduk-ten entfernt werden. Die Auswahl ist allerdings verwirrend groß.

Es gibt Seifen, Syndets (in fester Form oder als Waschcreme), Milch, Creme, Öl und sogenannte Doppelreinigerprodukte. Welches Reinigungsmittel für Sie das richtige ist, hängt von Ih-rem Hauttyp und Ihren Gewohnheiten ab. Manche Frauen ha-ben eher morgens, manche eher abends Zeit. Es gibt Frauen, bei denen alles schnell und unkompliziert gehen muß. Andere be-schäftigen sich gerne lange und ausgiebig mit der Pflege ihres Körpers.

Reinigen mit Seife: Viele Frauen vertragen die relativ scharfen herkömmlichen Seifen nicht. Besonders trockene und empfindli-che Haut spannt nach dem Waschen mit normaler Seife, weil Fett und Feuchtigkeit entzogen wurde. Aber auch gesunde Haut, durch die Umwelt stark belastet, wirkt nach dem Waschen mit normaler Seife oft spröde und ausgelaugt. Seife eignet sich nur für junge, robuste, problemlose Haut. Sie läßt die Hautober-fläche aufquellen, entfettet die Haut und entfernt den Schmutz gründlich. Make-up läßt sich damit schlecht entfernen. Die Farb-partikel lösen sich nur von der Haut, wenn sie mit Fett umhüllt werden.

Reinigen mit Syndets: Die hautfreundliche Alternative zur herkömmlichen Seife sind Syndetstücke. Sie sehen aus wie ein Stück Seife, enthalten jedoch kein Alkali. Es gibt sie als Seifenstück und – in der gleichen Zusammensetzung – auch als Waschcreme oder Waschlotion. Diese ganz neue Generation von Gesichtsreinigern verbindet hohe Waschaktivität mit milder Pflege. Und das auf ganz unkomplizierte Weise. Man benutzt sie mit Wasser wie normale Seife. Der rückfettende, dichte Schaum greift den natürlichen Säureschutzmantel der Haut nicht an. Das ist besonders bei älterer Haut wichtig, da ihr Alkalineutralisationsvermögen schon reduziert ist. Die Anwendung mit Wasser ist ideal, weil die Haut gleichzeitig erfrischt wird. Die Syndets eignen sich für die Reinigung aller Hauttypen. Besonders empfehlenswert sind sie bei empfindlicher, trockener und strapazierter Haut. Und bei unreiner und Aknehaut, die keine normale Seife verträgt. Ideal: »frei öl – Cremeseife«, exklusiv in der Apotheke.

Reinigen mit Milch: Für jeden Hauttyp geeignet und sehr sanft wird das Gesicht mit Reinigungsmilch gesäubert. Sie wird reichlich mit den Fingerspitzen in die Haut einmassiert und meistens mit einem Kosmetiktuch wieder abgenommen. Manchmal ist die Reinigungsmilch wasserlöslich: Das müssen Sie ausprobieren.

Reinigen mit Creme: Wie die Reinigungsmilch wird die -creme reichlich im Gesicht verteilt, einmassiert und mit einem trockenen Kosmetiktuch abgenommen. Auch mit Wasser befeuchtete Wattepads können zum Abschminken verwendet werden. Trockene Watte eignet sich nicht, sie fusselt. Da die Creme viel Fett enthält, verwendet man sie vor allem für sehr trockene Haut oder zum Abnehmen von sehr fetthaltigem Make-up.

Reinigen mit Öl: Normale bis fettige Haut kann mit Reinigungsöl sauber gepflegt werden. Es funktioniert wie Reinigungscreme, wird mit Kosmetiktüchern oder, wenn es wasserlöslich ist, mit Wasser abgenommen. Man kann damit gut sehr fetthaltiges Make-up entfernen.

Der Profi-Tip

● Die Waschcreme oder Waschlotion ab und zu mit einer weichen Babybürste aufschäumen und das Gesicht damit sanft massieren. Mit lauwarmem Wasser abspülen, anschließend eiskaltes Wasser aufs Gesicht spritzen. Die Gesichtshaut wird porentief rein, super durchblutet und kann – so vorbereitet – von der nachfolgenden Pflege extrem gut profitieren. Besonders gut bewährt hat sich die »frei öl – Waschcreme«, die Sie exklusiv in der Apotheke erhalten.

Reinigen mit Gesichtswasser: Nur morgens ist Gesichtswasser alleine als Reinigung zulässig. Eigentlich entfernt es lediglich den leichten Fettfilm, den andere Reinigungsprodukte (Reinigungsmilch, Reinigungscreme, Reinigungsöl) hinterlassen haben. Es ist sozusagen die zweite logische Reinigungsstufe bei der Benutzung dieser Reinigungsmittel. Gesichtswasser gibt es mit und ohne Alkohol und waschaktive Substanzen. Gegen zu große Poren hilft es, morgens nach dem Reinigen ein leicht alkoholisches Gesichtswasser mit zusammenziehenden Kräuterextrakten zu verwenden.

Reinigen mit Doppeleffekt: Sogenannte Doppelreinigungsprodukte sind Lotionen, die Make-up und Umweltschmutz entfernen, und milde Seifen, die Bakterien und abgestorbene Hautpartikel lösen. Diese Reinigungsmethode mit zwei aufeinander abgestimmten Produkten nacheinander ist allerdings zeitaufwendig und nicht gerade preiswert.

Peeling – die Intensivreinigung

Normaler bis fettiger Haut dürfen Sie eine solche intensive Gesichtsreinigung zwei- bis dreimal in der Woche gönnen. Empfindliche Haut verträgt das höchstens alle acht Tage. Ein »Peeling« ist eine Sonderbehandlung, ersetzt keinesfalls die tägliche Reinigung, ist lediglich eine Ergänzung dazu. Die Haut wird gründlich durchblutet, der Hautstoffwechsel aktiviert. Die Haut wird zart und rosig, der Teint seidenweich, weil abgestorbene Hornschüppchen tiefgreifend abgelöst werden.

Die neuen Soft-Peelings werden mit den Fingerspitzen oder einem Gesichtsbürstchen in die Haut einmassiert. Sie enthalten Mikrokügelchen mit feinen Mineralölen, Algen- oder Aloe-Vera-Extrakten oder Collagen. Die Haut wird sanft, aber intensiv gereinigt, das Peeling mit Wasser abgewaschen. Das Ganze dauert nur ein paar Minuten und darf ruhig öfter angewandt werden, da es die Haut kaum strapaziert.

Sogenannte Rubbel-Cremes enthalten zum Beispiel feingemahlene Mandelschalen oder Kunststoffkörnchen, die die Haut glatt schleifen. Oft auch waschaktive Substanzen, die tiefsitzenden Schmutz lösen. Beim Einmassieren solcher Rubbelcremes sollten Sie nicht übertreiben, da sonst die Haut gereizt reagiert.

Bei Peeling-Masken umschließen Enzyme die abgestorbenen Hornschüppchen und lösen sie ab. Gleichzeitig spenden Wirkstoffe wie Collagen oder Seidenfiobrin neue Feuchtigkeit.

Wie macht man ein Peeling?

Vor jedem Peeling wird die Haut – wie gewohnt – gereinigt. Am besten mit einem milden Reinigungssyndet. Vorher das Make-up entfernen.

Die Haut nach der Normalreinigung mit Wasser befeuchten, das Peeling-Präparat gleichmäßig auftragen, mit den Fingerspitzen sanft einmassieren. Die Augenpartie aussparen. Je nach Produkt gar nicht oder nur kurze Zeit einwirken lassen, mit lauwarmem Wasser abspülen.

Wichtig: Nach jedem Peeling das Gesicht mit einer intensiven, unparfümierten, vitamin- und nährstoffreichen Creme gut eincremen. Ihre Haut kann jetzt Fett und Feuchtigkeit besonders gut aufnehmen, Nährstoffe besonders gut verarbeiten.

Dampfbäder – Pflege durch Wasser und Kräuter

Das Natürlichste, was Sie Ihrer Haut antun können: Machen Sie ihr Dampf! Ein Gesichtsdampfbad mit Kräuterzusatz tut einfach gut: Der warme Dampf erweicht die Hornschicht der Haut und fördert ihre Durchblutung. Die Kräuter desinfizieren und beruhigen die Haut. Die Talgpfropfen in den Poren werden gelockert. Pickel und Mitesser lassen sich anschließend viel leichter ausdrücken. Die Wirkstoffe von Hautpflegeprodukten, die man nach dem Dampfbad aufträgt, werden besser ausgenutzt.

Der warme Wasserdampf schwemmt natürliche Feuchtigkeitsbinder aus der Haut. Deshalb sollten Sie sich, wenn Sie fettige oder unreine Haut haben, jede Woche einmal ein solches Gesichtsdampfbad ansetzen. Auch normaler Haut tut das gut, wenn sie anschließend mit einer vitamin- und nährstoffreichen Creme versorgt wird. Für trockene Haut sind Dampfbäder weniger zu empfehlen, da sie die Haut noch weiter austrocknen. Wer rote Äderchen hat, sollte ebenfalls darauf verzichten, da diese durch den warmen Dampf erweitert und eventuell sogar vermehrt werden.

Wie macht man ein Dampfbad?

Bringen Sie einen Liter Wasser zum Kochen. Als Zusatz werden entweder getrocknete Kräuter (man braucht dann eine Handvoll davon) oder die ätherischen Öle dieser Kräuter (davon genügen fünf bis sechs Tropfen) verwendet. Beides kaufen Sie in der Apotheke. Folgende Kräuter sind geeignet: Heidekraut, Kamille, Lindenblüten, Lavendel, Salbei und Schafgarbe desinfizieren und beruhigen; Birkenrinde, Brennessel und Eukalyptus fördern die Durchblutung der Haut.

Entweder wird das heiße Wasser über die getrockneten Kräuter gegossen oder das ätherische Öl ins heiße Wasser getropft. Jetzt beugen Sie sich mit dem gründlich gereinigten Gesicht über die Schüssel.

Nach zehn Minuten tupfen Sie das Gesicht mit einem sauberen Tuch ab. Dann werden eventuell vorhandene Pickelchen und Mitesser ausgedrückt. Aber nur, wenn es leicht geht. Keine Narben ins Gewebe quetschen! Abschließend das Gesicht mit kaltem Wasser nachspülen, damit sich die erweiterten Poren wieder zusammenziehen.

Kompressen – warm und wohltuend

Birkenrinde, Brennessel, Eukalyptus, Heidekraut, Kamille, Lavendel, Lindenblüten, Salbei, Schafgarbe: Die gleichen Kräuter, die man für Dampfbäder verwendet, eignen sich für warme Kompressen. Auch die Wirkung ist die gleiche. Die Hornschicht der Haut wird erweicht, die Durchblutung gefördert. Dazu kommt ein Element der Beruhigung und Entspannung. Kompressen sind sanfter und nicht so anstrengend wie ein Dampfbad. Sie tun auch trockener und älterer Haut gut, weil sie nicht so stark austrocknen. In der Hautpflege wird die Wirkung der warmen Kompresse genutzt, um die Haut für die Aufnahme wertvoller Nährstoffe von außen optimal vorzubereiten.

Wie macht man eine warme Kompresse?

Es geht ganz einfach: Eine Handvoll Kräuter in eine Schüssel, ein Liter heißes Wasser darübergießen. Kurz ziehen lassen, abseihen. Zwei frisch gewaschene Gästehandtücher hineinlegen und ausdrücken. Beide Tücher der Länge nach falten und so auf das Gesicht legen, daß Mund und Nase frei bleiben. Während die Kompresse wirkt – sie bleibt zwei Minuten auf dem Gesicht – sollten Sie ruhen und sich entspannen.

Heilende Kompressen (vorzugsweise mit Kamille) werden vor allem im Augenbereich eingesetzt: Gegen gerötete und müde Augen, bei Tränensäcken und Augenringen.

● **Erfrischung und Belebung im Sommer:** Kompressen im Kalt-Warm-Wechsel werden mit kaltem und warmem Kräutersud in zwei Schüsseln gemacht. Man beginnt mit einer warmen Kompresse, die eine Minute auf dem Gesicht bleibt. Dann eine kalte für 20 Sekunden. Dann wieder die warme, immer im Wechsel, drei- bis viermal. Aufgehört wird mit einer kalten Kompresse. Anschließend mit einer vitaminhaltigen Creme gut nachpflegen.

Masken und Packungen – die schnellen Schönmacher

Fertigmasken sind unkompliziert und praktisch. Sie helfen, unterschiedlichste Hautprobleme schnell und wirkungsvoll zu lösen. Sie reinigen, straffen, regenerieren, helfen gegen Sonnenfältchen, große Poren, Sommersprossen und rote Äderchen. Schnell zwischendurch erfrischen und beleben sie die Haut.

Unter dem Begriff »Masken« werden auch Packungen verstanden. Der Unterschied: Masken umschließen die Haut luftdicht, trocknen an. Packungen bleiben cremig, spannen nicht auf der Haut.

Vorbereitung: Vor jeder Maske (auch vor einer Reinigungsmaske!) muß die Haut vorgereinigt werden. Benutzen Sie dazu, wie gewohnt, ein mildes Reinigungssyndet. Beim Auftragen der Maske muß die Mund- und Augenpartie ausgespart werden. Wichtig: Maskenzeit = Ruhezeit. Eine Maske kann ihre wohltuende Wirkung nur voll entfalten, wenn Sie die Einwirkungszeit zur Ruhe, zur inneren und äußeren Entspannung nutzen. Bedenken Sie: Haut und Seele beeinflussen sich gegenseitig. Es wäre absurd, eine »Anti-Streß-Maske« aufzulegen und gleichzeitig weiterzuarbeiten.

Die Gesichtsmasken lassen sich grob in drei Arten einteilen:

Reinigungsmasken: Bei vernachlässigter Haut sorgen sie für porentiefe Reinigung und gute Durchblutung. Hornschuppen werden von der Hautoberfläche gelöst, zu große Poren wirken danach kleiner. Es gibt die Fertigprodukte entweder zum Abziehen (Peel-off-Masken) – mit der Hand oder dem Pinsel auftragen, den durchsichtigen Film nach einigen Minuten abwaschen oder abziehen – oder zum Abwaschen. Die dicke Creme wird zu einer festen Kruste, die mit lauwarmem Wasser abgewaschen wird.

Rezepte aus der Natur: Eine Hefe-Maske befreit die Haut von Hornablagerungen. 5 Gramm Hefe werden mit etwas lauwarmem Wasser verrührt, der Brei aufs Gesicht aufgetragen. Kurz bevor er trocken ist, abrubbeln. Auch eine Honig-Maske klärt verhornte Gesichtshaut: Zwei Teile Honig mit einem Teil Sesamöl vermischen, aufstreichen, 15 Minuten einwirken lassen. Mit Kosmetiktüchern abnehmen.

Erfrischungsmasken: Auftragen, einwirken lassen, abwischen – Feuchtigkeits- und Erfrischungsmasken werden immer dann gebraucht, wenn man eigentlich keine Zeit hat: morgens nach dem Aufstehen, abends vor dem Ausgehen. Die Kosmetikindustrie hat eine große Zahl Creme-, Gel-, Schaummasken auf den Markt gebracht, die in Minutenschnelle müde Haut munter machen sollen. Das Prinzip: Der Haut wird eine Extra-Portion Feuchtigkeit zugeführt, sie sieht vorübergehend frischer aus. Rötungen und Schwellungen verschwinden. Mit einer Feuchtigkeitsmaske kann die Haut nach Wind-, Wasser-, Sonnengenuß beruhigt, durchfeuchtet und eventuell sogar durchfettet werden. Rezepte aus der Natur: Natürliches Milchpulver und Honig wirken gegen Sonnenfältchen. Regelmäßig angewandt bekämpft diese Feuchtigkeitsmaske die gefürchteten Einkerbungen um Mund und Nase. Den gleichen Effekt erzielen Sie mit Quark, der mit etwas Zitronensaft streichfähig gerührt wird. Dick auftragen, 15 Minuten einwirken lassen, mit lauwarmem Wasser abwaschen. Statt

Der Profi-Tip

● Ob Reinigungs-, Erfrischungs- oder Problem-Maske: Hinterher sollten Sie das Gesicht auf jeden Fall mit einer wertvollen Feuchtigkeitscreme pflegen. Jetzt ist es besonders sinnvoll, eine Zubereitung mit Vitamin A und Vitamin E, den typischen Hautschutzvitaminen, zu benutzen. Eine dünne Cremeschicht reicht, um vor Umwelteinflüssen zu schützen und den Säureschutzmantel wieder auszugleichen.

Zitronensaft können Sie auch saure Sahne verwenden. Müde Haut wird durch eine Joghurt-Maske durchblutet: Einen Eßlöffel Joghurt mit weißer Tonerde andicken, auftragen, nach 10 Minuten kühl abwaschen.

Problem-Masken: Vor allem gegen unreine Haut wirken Masken, die beruhigen, desinfizieren, besser durchbluten. Meist auf Heilerde-Basis (enthält viele Mineralien und Spurenelemente), tragen sie zur Entschlackung der Haut bei. Wer solche Probleme hat, sollte mindestens zweimal wöchentlich eine Gesichtsmaske auflegen.

Das Rezept aus der Natur: In ein Glas Wasser drei Eßlöffel Heilerde einrühren, aufstreichen, trocknen lassen, mit einem feuchten Tuch abnehmen, mit viel Wasser nachreinigen. Eine solche Schlamm-Maske öffnet verstopfte Poren, hilft gegen Pickel und Mitesser.

Vier Griffe gegen Falten

Regelmäßige Gesichtsmassage entspannt und beruhigt. Bestimmte Massagegriffe verbessern die Durchblutung der Haut, kräftigen das Gewebe, festigen die Muskulatur. Massiert wird dort, wo durch die Mimik am ehesten Fältchen entstehen: Beim Sprechen wird die Stirn in Falten gelegt, auf der Nase und um den Mund graben sich gern Fältchen ein, ein Doppelkinn bildet sich.

Gegen frühzeitige Faltenbildung und Elastizitätsverlust hilft die Massage mit einem geeigneten milden Pflegeöl. Es sollte auf hochwertigen Pflegekomponenten wie Jojobaöl, Aloe vera, Kamillenwirkstoff, den Vitaminen A und E und essentiellen Fettsäuren basieren. Diese Bestandteile straffen und erfrischen die Haut, durchbluten optimal, kräftigen das Gewebe und beugen vorzeitiger Faltenbildung vor. Der »Lifting-Effekt«: Bei regelmäßiger Massage kann sich sogar die Tiefe bereits vorhandener Falten verringern. Ein solches Massageöl sollte keine Hormone und keine Konservierungsstoffe enthalten.

Die Massage – so wird's gemacht

Vor der Massage muß das Gesicht, am besten mit einem milden Waschsyndet, gründlich gereinigt werden.

Dann wird die Haut mit einem feuchten Handtuch angewärmt. Massieren Sie mit einem geeigneten Pflegeöl – ein paar Tropfen genügen. (Flüssiges Paraffin ist das dermatologisch empfohlene Gleitmittel für die Massage.)

Massieren Sie regelmäßig, am besten täglich. Das ist ein Fitneßtraining für Ihre Haut.

Massiert wird mit flachen Fingern, ohne viel Druck auszuüben.

Nehmen Sie sich Zeit. Entspannen und konzentrieren Sie sich.

Die Massage

1 Gegen Stirnfalten: Die Fingerspitzen von Zeigefinger und Mittelfinger werden auf die Nasenwurzel gelegt und mit leichtem Druck oberhalb der Augenbrauen bis zur Schläfe geführt. Fünfmal mit der rechten Hand nach rechts, dann fünfmal mit der linken Hand nach links.

Der Profi-Tip

● **Der Massagegriff gegen Streß:** Ganz schnelle Entspannung bringt dieser Druckgriff, für den Sie allerdings einen Partner brauchen. Sie sitzen im Lotossitz am Boden, Ihr Partner steht hinter Ihnen. Schließen Sie die Augen, entspannen Sie sich. Ihr Partner legt beide Daumen auf Ihre Stirnmitte und drückt anhaltend stark auf diese Stelle. Druck kontinuierlich halten, ein paar Minuten lang. Loslassen, zum Haaransatz hin ausstreichen.

2   Gegen Fältchen auf der Nase: Wieder werden Zeige- und Mittelfinger auf die Nasenwurzel gelegt. Dann mit leichtem Druck bis zur Nasenspitze nach unten ziehen. Achtmal wiederholen.

3   Gegen Fältchen um den Mund: Die Wangen aufblasen, den Mittelfinger auf die Kinnmitte legen, den Mund bis zur Nase umkreisen. Abwechselnd mit der rechten Hand rechts, mit der linken Hand links herum. Jeweils fünfmal.

4   Gegen Doppelkinnfältchen: Die rechte Hand so auf den Unterkiefer legen, daß die Fingerspitze des Mittelfingers am Kinn endet. Die Unterlippe über die Oberlippe schieben. Jetzt streicht die Hand bis zum Ohrläppchen. Abwechselnd rechts mit der rechten, links mit der linken Hand. Jeweils fünfmal wiederholen.

Vier Grimassen gegen Falten

Ideal für alle, die überhaupt keine Zeit haben: Gesichtsgymnastik. Gezielte Übungen helfen, Falten vorzubeugen. Das geht immer mal nebenbei, am besten vor dem Spiegel. Lassen Sie Ihr Gesicht turnen. So wird die Muskulatur trainiert. Auch Prinzessin Diana soll auf Gesichtsgymnastik schwören ...

Vier Grimassen

1 Gegen Stirnfalten: Die Augen so weit wie möglich öffnen, die Stirn dabei möglichst hoch ziehen. Loslassen – die Augen schließen. Achtmal wiederholen.

2 Gegen Kräuselfältchen auf der Nase: Rümpfen Sie die Nase, ohne gleichzeitig die Stirne zu runzeln. Das ist gar nicht so einfach! Die Stirn muß glatt bleiben. Fünfmal wiederholen.

3 Gegen Fältchen um den Mund: Lachen Sie mit offenem Mund. Formen Sie die Vokale a – i – o – u. Mehrmals wiederholen.

4 Gegen Falten am Kinn: Formen Sie einen spitzen Mund, und verziehen Sie ihn abwechselnd nach links und nach rechts. Jeweils zehnmal.

Augen – Pflege für eine empfindliche Zone

Um die Augen herum ist Ihre Haut ganz besonders zart, dünner als überall sonst im Gesicht: Nur 0,5 mm dick. Hier hat die Haut weniger Talgdrüsen und kein stützendes Unterhautfettgewebe. Sie braucht hier mehr Schutz und mehr Pflege, damit sie nicht schlaff, trocken und faltig wird.

Die richtige Pflege der empfindlichen Augenpartie beginnt beim richtigen Abschminken. Augen-Make-up-Entferner gibt es als Öl, Creme oder Milch. Feuchten Sie die Wattepads an, bevor Sie das Reinigungsmittel draufgeben. So gelangt kein Wattehärchen ins Auge. Mit dem befeuchteten Reinigungspad wird dann ganz sanft über die geschlossenen Lider und über die Wimpern gestrichen. Die zarte Haut in diesem Bereich darf nicht gezerrt oder gedehnt werden. So werden Entferner-Reste beseitigt: Mit einem in Wasser getauchten Wattestäbchen noch einmal die Wimperansätze nachziehen.

Nach dem Abschminken der Augen wird das restliche Gesicht gereinigt. Beim anschließenden Cremen der Augenpartie sollten Sie darauf achten, daß keine Pflegeprodukte ins Auge gelangen. Das führt zu Rötungen und Schwellungen. Öle sollten in Augennähe überhaupt nicht verwendet werden, da sie »spreiten« können. Das heißt, sie breiten sich von alleine aus und kriechen bis in die Augenbindehaut.

Ob die Verwendung spezieller Augencremes notwendig ist, bleibt umstritten. Wenn Sie ein solches Produkt verwenden, sollte es frei von Konservierungsmitteln und Emulgatoren sein und beruhigende Zusätze enthalten.

Mit der Hautpartie rund um die Augen haben die meisten Frauen Probleme.

Tricks gegen Schwellungen

Es kann sich um Wasser- oder Fettansammlungen handeln. Wenn sich in das lockere Bindegewebe unter den Augen Wasser eingelagert hat, können Kompressen mit kalten Schwarzteebeuteln helfen. Beißringe für Kleinkinder (aus der Apotheke), für einige Stunden in den Kühlschrank gelegt, haben ebenfalls abschwellende Wirkung. Auch Birkenblättertee (aus der Apotheke) entwässert mild und ohne Nebenwirkungen. Am besten trinken Sie morgens und abends eine Tasse davon.

Stellen Sie Ihre Ernährung für einige Wochen auf salzlose Kost um. Bevorzugen Sie gekochtes Fleisch gegenüber gebratenem. Legen Sie regelmäßig Rohkosttage ein.

Schlafen Sie nicht ganz flach, sondern leicht erhöht. Bei starken Tränensäcken empfehle ich die Kur mit zwei Teesorten: Drei Wochen lang täglich Taubnesseltee, drei Wochen Bibernellwurzeltee. Jedesmal kommt 1 Teelöffel auf eine Tasse Wasser.

Speziell ausgebildete Kosmetikerinnen können Wasseransammlungen um die Augenpartie mit einer Lymphdrainage behandeln.

Sind die Augen ständig geschwollen, kann ein organisches Leiden vorliegen (zum Beispiel Kreislauf, Nieren, Stoffwechsel). Befragen Sie Ihren Arzt.

Wenn es sich bei den Schwellungen um Fettablagerungen handelt, kann nur die plastische Chirurgie helfen.

Tricks gegen Rötungen

Zu wenig Schlaf, Zugluft, Sonne, Make-up sind die Ursachen. Auch hier helfen Kompressen mit kaltem Schwarztee. Oder ein Augenbad mit klarem, kühlem Wasser. Finden Sie heraus, ob Sie das eine oder andere Make-up-Produkt nicht vertragen. Sie können auch 1 Teelöffel Fenchelsamenpulver mit $1/10$ Liter kaltem Wasser übergießen und einige Zeit stehen lassen. Die Flüssigkeit durch einen Filter seihen und mit einem Wattebausch immer wieder auf die geschlossenen Augen auftragen. Trinken Sie vermehrt Milch, Sauermilch, Joghurt. Oft wirkt sich die Zufuhr von Kalzium positiv aus. Vorsicht: Da sich hinter Rötungen und Brennen der Augen auch eine schwere Erkrankung verbergen kann, sollten Sie im Zweifel sofort Ihren Augenarzt aufsuchen.

Tricks gegen Augenfältchen

Auf Dauer bleiben sie keiner Frau erspart. Die Partie um die Augen herum zeigt als erste sogenannte Mimik- und Sonnenfältchen. Die richtige Pflege kann diesen Prozeß jedoch möglichst lange hinauszögern. Hier haben sich als Wirkstoffe die Feuchtig-keitsspender Aloe vera und Allantoin bewährt. Sie beugen zu-verlässig einem übermäßigen Austrocknen der Haut vor, heilen und beruhigen die besonders empfindliche Hautpartie. Tupfen Sie eine solche Intensivcreme mehrmals täglich und wann immer Sie ein unangenehmes Spannungsgefühl verspüren, vorsichtig rund ums Auge auf. Sie machen damit alles, was Sie gegen Fält-chen tun können. Weitere Tips: Tragen Sie in der Sonne immer eine Brille, blinzeln Sie nicht, stützen Sie die Arme nicht auf, schlafen sie nicht immer auf der gleichen Gesichtshälfte. Statt dessen dürfen Sie die Augen turnen lassen: Öfters mal die Augen rollen, zukneifen, mal in die Nähe, mal in die Ferne schauen.

Tricks gegen trockene Bindehaut

Vitamin A ist das Zaubervitamin für Ihre Augen. Es ist in Leber, Spinat, Pilzen und Karotten enthalten. Bitte beachten: Ihr Körper kann es nur verwerten, wenn Sie gleichzeitig etwas Fetthaltiges zu sich nehmen.

Tricks gegen müde Augen

Überanstrengung, langes Fernsehen, Autofahren, die Arbeit am Computerbildschirm können die Augenmuskeln überfordern. Versuchen Sie folgende isometrische Übung: Die Augen ganz weit öffnen, die Stirn bleibt glatt. Die Spannung zwanzig Sekun-den halten, dann die Lider fallen lassen. Dreimal wiederholen.
Gähnen Sie öfters mal. Dadurch bildet sich Tränenflüssigkeit. Le-gen Sie sich für einige Zeit in einen dunklen Raum und schließen Sie die Augen. Entspannen Sie sich.
Tauchen Sie Wattebäusche in lauwarmen Kornblumentee (aus der Apotheke). Auf die Augen gelegt, sind diese Anti-Streß-Kom-pressen eine wahre Wohltat.
Auch Augenbäder mit Augentrostkraut und Kamille (zu gleichen Teilen) erfrischen und beleben müde Augen.

Tricks gegen Milien

Diese kleinen Grießkörner, die rund ums Auge sitzen, darf nur die Kosmetikerin entfernen. Sie ritzt die Haut mit einem sterilen Messerchen an und drückt die Milien heraus.

Tricks gegen Augenringe

Wenn die Gefäße bläulich durch die Haut schimmern, ist meist Schlaflosigkeit schuld. Man kann die Veranlagung zu Augenringen aber erben.

Gönnen Sie sich mehr Ruhe.

Versuchen Sie diesen Naturheilumschlag: 25 Gramm Ysopkraut (aus der Apotheke) werden mit $1/2$ Liter kochendem Wasser übergossen. 15 Minuten ziehen lassen, durchseihen, abkühlen lassen. Ein Leinentuch in den lauwarmen Tee tauchen, auswringen und auf die geschlossenen Augen legen. Mehrmals wiederholen.

Im Blickpunkt – der Mund

Brigitte Bardot, Claudia Schiffer, Kim Basinger, Veruschka Detmers – Frauen, deren Mund weltberühmt wurde. Aber schöne Lippen sind nicht nur ein erotisches Signal. Wenn wir sprechen, wenn wir lachen – der Mund ist immer im Blickpunkt.

Sonne, Wind, Kälte, Staub, Großstadt- und Heizungsluft setzen der empfindlichen Lippenhaut jedoch stark zu. Viele Frauen leiden unter rauhen und rissigen, spröden, fransigen, manchmal sogar wunden Lippen. Lippen haben – im Gegensatz zur normalen Haut – keine Hornschicht. Sie brauchen deshalb besonderen Schutz, besondere Pflege. Auch um den gefürchteten Plisseefältchen vorzubeugen.

Was tun? Zum täglichen Schutz der Lippenschleimhaut vor den

Der Profi-Tip

● Wann immer Sie Ihr Gesicht mit einer nährenden Intensivcreme eincremen: Die Lippen mitcremen.

● Immer einen Lippenpflegestift dabeihaben und so oft wie nötig benutzen. Wenn Sie farbigen Lippenstift verwenden, vorher den Pflegestift auftragen.

● Die Lippen täglich einmal mit einem guten Pflegeöl aus der Apotheke, das vor allem die Vitamine A und E enthält, massieren.

● Hilfe aus der Natur: Tragen Sie einfach Honig auf und lassen Sie ihn einige Zeit einwirken. Oder schneiden Sie eine rohe Gurke in Scheiben und reiben Sie damit die Lippen ab.

Einflüssen von Wind und Wetter und vor Umweltbelastungen sowie zur Vorbeugung gegen Mundfältchen gibt es sogenannte Lippenpflegestifte (zum Beispiel »frei öl« – Lippenpflege, exklusiv in der Apotheke). Solche Produkte enthalten hochwertige pflegende Öle und Wachse (Rhizinusöl, Bienenwachs, Silikonwachs, Candelillawachs), das wichtige Hautvitamin E sowie heilendes D-Panthenol und pflegendes Allantoin. Diese Stifte haften gut und bleiben – auch bei niedrigen Temperaturen – geschmeidig. Sie eignen sich auch als pflegende Grundlage unter dem farbigen Lippenstift. Einen solchen Stift sollten Sie immer parat haben und mehrmals täglich benutzen. Dann trocknen die Lippen nie aus.

Extra-Tip: Bei wunden Lippen abends den Mund mit einem guten Körperpflegeöl massieren, kurze Zeit einwirken lassen. Dann dick den Lippenpflegestift auftragen.

Lippen enthalten auch kein Melanin als Schutz gegen UV-Einwirkung. Wenn Sie zu sogenannten Fieberbläschen neigen (Herpes simplex labialis), ist ein wirksamer UV-Schutz notwendig.

Hier bietet ein Lippenschutzstift, der zusätzlich zu den oben erwähnten pflegenden Komponenten noch den Lichtschutzfaktor 7 aufweist, einen ausreichenden UV-Schutz für die meisten Gelegenheiten (zum Beispiel »frei öl-Lippenschutzstift«, exklusiv in der Apotheke). Zur Vorbeugung gegen die gefürchteten Pflisseefältchen am Mund empfehle ich die tägliche Massage der Lippen mit einem Pflegeöl, das Jojobaöl, Aloe vera und vor allem die Hautvitamine A und E enthält. Bei konsequenter Anwendung können Sie erreichen, daß feine Fältchen kaum noch sichtbar sind. Drastische Maßnahmen wie Schälkuren mit chemischen Methoden oder Collagenimplantationen können Sie sich ersparen.

Störende Härchen

Starker Haarwuchs auf der Oberlippe kann auf eine krankhafte Störung hinweisen, zum Beispiel eine Hormonstörung. Befragen Sie Ihren Frauenarzt. Einzelne dunkle Härchen können auf verschiedene Arten entfernt werden:

● Sie können die Härchen auszupfen. Das ist mühevoll und schmerzhaft. »Betäuben« Sie die Haut vorher mit einem Eiswürfel, den Sie mehrmals über die betroffenen Hautstellen reiben. Hinterher massieren Sie ein beruhigendes Hautpflegeöl oder Ringelblumensalbe ein.

● Sie können die Härchen von der Kosmetikerin elektrisch veröden lassen. Für eine erfolgreiche Epilation sind allerdings mehrere Sitzungen notwendig.

● Die Kosmetikerin kann die Haare mit Wachs entfernen. Das muß circa alle zwei Wochen wiederholt werden.

● Hilfe aus der Natur: Das Pulver der Meisterwurz-Wurzel (»Radix imperatoriae« aus der Apotheke), täglich zweimal je 1 Messerspitze der Suppe oder dem Salat beigegeben, hilft oft.

● Wenn es Ihnen genügt, daß die Haare nicht so leicht sichtbar sind, können Sie die Haare bleichen. Blondierungscreme kann die empfindliche Oberlippenhaut allerdings reizen. Natürliche Bleichmittel sind Gurkenwasser und Zitronensaft, die frisch gepreßt eingerieben werden.

Der Hals – keine Chance für Fältchen

Die Haut am Hals ist sehr zart. Sie hat weniger Unterhautgewebe als im Gesicht. Die Zahl der Talgdrüsen ist geringer. Im vorderen Bereich gibt es kein Muskelgewebe. Die Haut ist trockener und dünner. Durch ständige Dehnung wird die Haut am Hals aber extrem beansprucht. Deshalb zeigen sich hier, oft früher als im Gesicht, die ersten Fältchen.

Was tun?

Pflegen Sie Ihren Hals mindestens so sorgfältig wie Ihr Gesicht.

● Die talgdrüsenarme Halspartie muß besonders mild und schonend gereinigt werden. Dazu eignet sich ein mildes Waschsyndet, das im ph-Wert dem der Haut angepaßt ist. Dabei dürfen Sie die Haut mit einer weichen Babybürste massieren. Leichte, kreisende Bewegungen aufwärts bis zu den Ohren hin sind richtig.

● Ihre Tagesintensivcreme (mit den Vitaminen A und E) eignet sich auch für die Halspartie. Eine spezielle Halscreme ist dann nicht notwendig. Cremen Sie die Haut mit, wann immer Sie Ihr Gesicht cremen.

● Einmal in der Woche sollten Sie Ihrem Hals einen Ölwickel gönnen. Dazu wird ein hochwertiges Körperpflegeöl (zum Beispiel Dr. Bouhon's Bio Öl) leicht erwärmt und mit einem Pinsel aufgetragen. Watte auflegen, einen Schal locker um den Hals wickeln und das Ganze circa zwanzig Minuten einwirken lassen. Wenn es Ihnen nicht unangenehm ist, können Sie die Wärme auch mit einer Plastikfolie stauen.

● Achten Sie auf Ihre Kopfhaltung. Die beste Hautpflege nützt wenig, wenn Haltungsfehler zur Faltenbildung führen. Kopf hoch, Schultern zurück, Blick geradeaus – diese Haltung kommt auch Ihrem Busen zugute.

● Die beste Schlafhaltung: Liegen Sie so flach wie möglich, in Rückenlage, eventuell auf einem kleinen, festen Roßhaarkissen.

● So bleibt Ihr Hals straff und jung: Gymnastik hält den Hals beweglich.

● Verwöhnen sie Ihre Halspartie ab und zu mit einer sogenannten Regenerationsampulle. Sie enthält spezielle Wirkstoffkonzentrate, die den natürlichen Regenerationsprozeß der Haut intensiv unterstützen. Die Gewebespannung wird erhöht, die Spannkraft der Haut gesteigert.

● Kräuterkompressen steigern die Durchblutung. Dazu benutzt man ein kleines Gästehandtuch, das in heißen Kräuterabsud getaucht und lauwarm auf den Hals aufgelegt wird. Gut geeignet: Wacholder, Brennessel, Eukalyptus.

Übung 1: Den Kopf in den Nacken legen, die Unterlippe möglichst weit über die Oberlippe schieben. Fünfmal wiederholen.

Übung 2: Den Kopf ganz weit nach links drehen und versuchen, mit dem Kinn die Schulter zu berühren. Danach dasselbe auf der rechten Seite. Je dreimal wiederholen.

Der Profi-Tip

● Versuchen Sie folgende **Massage mit einem hochwertigen Körperpflegeöl:** Etwas Öl in die hohle Hand geben und auf beide Hände verteilen. Dann den Hals in Längsrichtung ausstreichen – rechte Seite mit der linken Hand, linke Seite mit der rechten Hand. Anschließend die Halspartie mit der flachen Hand abklopfen. Vorsichtig: Rechts und links von der Halsmitte liegen die Schilddrüsen. Dort nicht klopfen und nicht drücken.

Übung 3: Strecken Sie die Zunge heraus. Abwechselnd mal in Nasen-, dann in Kinn-Nähe recken. Je dreimal wiederholen.

Übung 4: Das strafft den Hals: Linke Hand auf die Stirn, rechte aufs Kinn. Jetzt den Kopf gegen die Hände nach vorne drücken. Fünfmal wiederholen.

Der Körper

Schultern und Arme – makellos gepflegt für aufregende Dekolletés

Schulterpartie und Arme gehören nicht zu den typisch weiblichen Problemzonen. Sie werden bei der Pflege deshalb oft stiefmütterlich behandelt. Die Mode rückt sie aber immer mehr in den Mittelpunkt. Schulterfreie und raffinierte Dekolletés zeigen viel Haut an Schultern und Armen. Und diese sollte makellos sein.

Das macht Arme und Schultern glatt und zart

● Beim täglichen Duschen massieren: Mit einer Körperbürste und einer flüssigen, seifenfreien Waschcreme können Sie beim Duschen eine kleine Massage durchführen. Anschließend kalt abduschen.

● Ab und zu ein Peeling: Wer abgestorbene Hautzellen täglich wie oben beschrieben wegrubbelt, braucht kein Peeling für Arme und Schultern. Wer dazu keine Zeit hat, sollte einmal wöchentlich ein richtiges Peeling durchführen. Das reinigt die Haut intensiv und macht sie für weitere Pflege aufnahmefähig.

● Extra-Pflege für die Ellbogen: Verhornte Haut wird durch ein Ölbad aufgeweicht. Zuerst werden die Ellbogen für circa zehn Minuten in ein Öl-Hautpflegebad getaucht. Das hilft bei trockenen Hautzuständen aller Art. Natürliche Öle und essentielle Fettsäuren machen die Haut glatt und gepflegt. Danach können Sie die Ellbogen nochmals zehn Minuten in leicht erwärmtes Körperpflegeöl geben. Beide Produkte sollten aus einer Serie sein, da sie sich dann in ihrer Wirkung ideal ergänzen. Wenn Sie diese Kur einmal in der Woche durchführen, werden Sie nie mehr unter trockener, rissiger oder gar verhornter Haut an den Ellbogen leiden.

● Extra-Massage für Schultern und Arme: Ihre Haut wird elastischer, straffer, geschmeidiger, wenn sie nach jedem Duschen schnell mit einigen Tropfen eines guten Hautpflegeöls einmassiert wird. Jojobaöl, Aloe vera, Weizenkeime, Vitamin A und E sollten in einem solchen Produkt enthalten sein. Bei konsequenter Anwendung können Sie sichtbar glattere Haut an Schultern und Armen erzielen.

● Extra-Gymnastik für Schultern und Arme: Brust raus, Bauch rein, Schultern gerade. Wer diesen Spruch beherzigt, hat das beste Schönheitsmittel für Schultern und Arme erkannt: Eine gute Körperhaltung. Die Rückenmuskulatur, die für diese gute Haltung sorgt, wird durch Schwimmen und alle Arten von Wassergymnastik am besten gestärkt. Falls Sie zu den Glücklichen zählen, die einen Swimmingpool zu Hause haben, sollten Sie täglich zehn Minuten Rückenschwimmen oder folgende Wasserübung machen: Auf den Rücken legen, Kopf auf den Beckenrand, mit angewinkelten Armen festhalten. Die ausgestreckten Beine paddeln in tief ausholenden Bewegungen auf und ab. Mindestens drei Minuten durchhalten.

● Lästige Härchen entfernen: Die Haare unter den Armen können Sie auf vier verschiedene Arten entfernen:

Rasieren und epilieren ist nicht ganz einfach, da die Achselhöhlen nicht glatt sind. Sie können mechanisch oder elektrisch rasieren, naß oder trocken. Die Härchen wachsen relativ schnell wieder nach.

Enthaarungscremes und -sprays sind einfach zu verwenden,

aber bedenken Sie, daß es sich um chemische Produkte handelt, welche die lästigen Härchen ausfallen lassen.

Mit Wachs entfernen Sie auf natürliche Art, aber leider etwas schmerzhaft. Die Haare werden entgegen der Wuchsrichtung ausgerissen.

Geduldige können sich folgende Flüssigkeit gegen lästige Körperhaare bereiten: 100 g Weizenkleie und 40 g Klettenblätter aus der Apotheke werden 20 Minuten in 1 Liter Wasser gekocht. Dann durchseihen. Damit werden die lästigen Haare immer wieder betupft, bis sie ausfallen.

Hände – alles, was zart macht

Hände müssen ständig arbeiten, sind Sonnenstrahlen und Kälte, heißem und kaltem Wasser, Schmutz, Seifen und aggressiven Reinigungsmitteln ausgesetzt. Kein Wunder, daß viele Hände rissig und spröde, völlig ausgetrocknet sind. Oder viel zu früh Altersanzeichen wie Fältchen und Pigmentflecken zeigen.

Andererseits widmen unsere Mitmenschen den Händen viel Aufmerksamkeit. Wir geben uns die Hand; wir reden mit den Händen; die Hände verraten, wie sensibel ein Mensch ist.

Wer die Hände richtig pflegen möchte, muß wissen, wie die Haut dort beschaffen ist: Die Natur hat sie nur mit wenig Talgdrüsen ausgestattet. Also brauchen sie Fett. Tragen Sie bei Haus- und Gartenarbeit und immer, wenn Sie mit Wasser arbeiten, Schutzhandschuhe. Zum Händewaschen sollten Sie ausschließlich milde, alkalifreie Waschstücke (sogenannte Syndets), die stark rückfettend wirken, verwenden. Sie erhalten den natürlichen Säureschutzmantel der Haut. Ihr dichter und cremiger Schaum verbindet hohe Waschaktivität mit milder Pflege und hinterläßt ein angenehm glattes Hautgefühl.

Nach jedem Waschen müssen die Hände eingecremt werden. Benutzen Sie dazu eine intensive Nährcreme, deren »Wasser-in-Öl«-Emulsion schnell und besonders tief in die Haut eindringt. Enthaltenes Jojobaöl stabilisiert das Gleichgewicht von Fett und Feuchtigkeit; die Feuchtigkeitsspender Aloe vera und Allantoin verhüten das Austrocknen der Haut.

Extrem viele Nervenenden laufen in den Händen zusammen: Deshalb brauchen die Hände nicht nur Fett und Feuchtigkeit, sondern auch Entspannung. Ideal dafür sind regelmäßige Massagen und gymnastische Übungen. So werden Verkrampfungen gelöst und die Durchblutung gefördert.

Die Handmassage mit Öl: Eine Hand massiert die andere. Geben Sie ein paar Tropfen Hautpflegeöl (mit Paraffin als Gleitmittel, es schützt die Haut wirksam vor Feuchtigkeitsverlust) in die Handinnenfläche und massieren Sie damit zart die andere Hand. Greifen Sie mit Daumen und Mittelfinger jeden einzelnen Finger und streichen Sie ihn von der Spitze bis zum Handgelenk aus.

Die Handgymnastik: Nach der Massage wird geturnt. Die einfachste Übung: Bewegen Sie Ihre Finger durch die Luft, als ob Sie Klavier spielen würden. Oder: Üben Sie mit einem Schwamm. Fest zusammendrücken – loslassen – zusammendrücken. Prima gegen kalte Hände: Faust machen, Finger strecken, Faust ballen. Das Tempo immer mehr steigern.

Der Profi-Tip

● Mindestens einmal in der Woche brauchen Ihre Hände eine **Ölpackung.** Erwärmen Sie zwei Eßlöffel eines guten Hautpflegeöls (aus der Apotheke) und massieren es gut in beide Hände ein. Streifen Sie dünne, ungefärbte Baumwollhandschuhe darüber und anschließend noch ein paar dünne Plastikhandschuhe zur Wärmestauung. Die Inhaltsstoffe des Öls pflegen und nähren Ihre Hände über Nacht samtweich: Jojobaöl, Aloe vera und die Vitamine A und E unterstützen die natürliche Erneuerung der sehr dünnen Haut an den Händen. Die rauhe Haut wird glatt und geschmeidig.

Hautpflege, Massage, Gymnastik – drei Wege zum schönen Busen

Die meisten Frauen messen dem Aussehen ihres Busens eine besonders große Bedeutung zu und sind gerne bereit, dieses sehr empfindliche Gewebe auch besonders intensiv zu pflegen. Denn makellos glatt und straff ist die Haut dort nur, wenn sie täglich gepflegt wird.

Die richtige Hautpflege

Nach jedem Duschen oder Baden sollten Sie Ihre Brust mit einer nährenden Intensivcreme pflegen. Das geht schnell und lohnt sich wirklich. Cremes, die Vitamin A und E enthalten (aus der Apotheke), aktivieren die Zellerneuerung, glätten und schützen die zarte Haut an Busen und Dekolleté. Aloe vera und Allantoin versorgen sie mit genügend Feuchtigkeit.

Einmal wöchentlich die Haut zwischen Hals und Busen mit Eiswürfeln abzureiben, macht die Haut dort rosig und straff.

Die richtige Massage

Gut durchblutete Haut wird und bleibt straffer. Was tun? Tägliche Wechselduschen (abwechselnd warm und kalt) sollten Sie unbedingt in Ihren morgendlichen Duschritus einbauen. Wer noch mehr für sein Gewebe tun will, massiert während des Duschens mit einer milden Waschcreme und einer sehr weichen Bürste den Busen in sanften, kreisförmigen Bewegungen. Den gleichen Effekt erzielen Sie mit speziellen Peelingprodukten, die man kurz einwirken läßt und dann mit Wasser abspült. Eine tägliche Massage mit Körperpflegeöl festigt das Gewebe zuverlässig. Zuerst wird die Haut mit einer weichen Naturborstenbürste vorsichtig und in kreisenden Bewegungen trocken vorgebürstet. Anschließend geben Sie ein wenig »frei öl«, das es exklusiv in der Apotheke gibt, auf beide Hände und massieren vorsichtig ein. Eine solche leichte Ölmassage bewirkt bei regelmäßiger Anwendung eine bessere Durchblutung der tieferen und oberen Hautschichten und strafft die Haut zuverlässig. Ab und zu dürfen Sie dem Busen auch folgende Kurmassage aus der Natur zukommen lassen: 1 Eßlöffel Natron, 1 Eßlöffel Meersalz, der Saft einer halben Zitrone werden in 2 Liter warmem Wasser gemischt. Tauchen Sie einen Waschlappen hinein und massieren Sie die Brüste damit.

Die richtige Gymnastik

Hier drei Übungen für alle, die ganz wenig Zeit haben. Eine davon sollten Sie täglich turnen. Denn eine straffe, elastische Haut und ein gut entwickelter Brustmuskel sind die beste Vorbeugung gegen den gefürchteten »Hängebusen«.

So werden Brustmuskulatur und Bindegewebe gestärkt:

● Liegestütze sind noch immer das einfachste und beste Training für einen schönen Busen. Üben Sie langsam und kraftvoll, mindestens zehnmal.

● Die Hände hinter dem Kopf verschränken, die Ellbogen nach

Der Profi-Tip

● Optimal wird die Brustmuskulatur beim **Schwimmen** trainiert. Ob Brust- oder Rückenschwimmen – beides ist gleich wertvoll, nützt aber nur, wenn Sie mindestens einmal wöchentlich 20 Minuten ohne Pause sportlich schwimmen. Führen Sie die Schwimmbewegungen dabei kraftvoll und korrekt durch.

vorne drücken, bis sie sich vor dem Gesicht fast berühren. Zwanzigmal wiederholen.

● Legen Sie sich bäuchlings auf den Boden. Umfassen Sie Ihre Fußgelenke fest mit den Händen. Schaukeln Sie jetzt vorsichtig fünfmal hin und her.

Pflege von außen und von innen – so wird Ihr Bauch flach und fest

Eine gute Figur drückt sich nicht unbedingt in Kilogramm aus. Wenn die Haut straff ist und die Proportionen stimmen, können Sie mit Ihrer Figur zufrieden sein.

Zu viel Speck an Bauch und Hüften läßt sich leicht zu Leibe rükken:

Pflege von außen

Massage und Gymnastik heißt die Zauberformel für den flachen, straffen Bauch.

Tägliches Massieren unter der Dusche strafft die Bauchhaut. Dazu benutzen Sie einen Massagehandschuh und Ihre gewohnte Waschcreme. Der Bauch wird in großen, kreisenden Bewegungen massiert. Der milde Schaum abschließend von unten nach oben kalt – warm – kalt abgebraust. Immer kalt aufhören. Das trainiert die Blutgefäße, stärkt den Hautwiderstand.

Anschließend dürfen Sie, vorausgesetzt, Sie sind nicht schwanger, eine Zupfmassage der Bauchhaut durchführen. Mit zupfenden Bewegungen wird ein hochwertiges Körperpflegeöl einmassiert, das reichlich Vitamin E enthält. Vitamin E fängt die freien Radikale ab, die für ein frühzeitiges Erschlaffen des Gewebes verantwortlich sind.

Gezielte Gymnastik, möglichst täglich geturnt, macht den Bauch superflach. Zwei Übungen zum Abwechseln:

● Legen Sie sich auf den Rücken und verschränken Sie die Hände hinter dem Kopf. Das rechte Bein liegt ausgestreckt auf dem Boden. Das linke Bein anwinkeln und in Richtung der rechten Schulter anheben, so weit es geht. Wieder ablegen und neu beginnen, dann das Bein wechseln. Je zwanzigmal wiederholen.

● Flach auf die Seite legen, Kopf abstützen. Dann das obere Bein gestreckt so hoch wie möglich heben. Jede Seite, jedes Bein mindestens zwanzigmal.

Pflege von innen

Wenn am Bauch zuviel Fett sitzt, sollten Sie sich insgesamt gezielter ernähren.

Ein Entschlackungs- und Fastentag alle zwei Wochen bringt erst mal schnelle Hilfe. Eine radikale Darmreinigung erreichen Sie, wenn Sie auf nüchternen Magen ein Glas Salzwasser trinken (3 Eßlöffel Glaubersalz auf eindreiviertel Liter lauwarmes Wasser). Den Tag über dürfen Sie dann nur Ananas oder ausschließlich Reis essen. Das entwässert. Wichtig: Mindestens zwei Liter stilles Mineralwasser trinken – der Flüssigkeitsverlust muß kalorienfrei ausgeglichen werden.

Das hilft gegen einen Blähbauch: Trinken Sie zwei Tassen Salbei-tee hintereinander oder eine Tasse Kümmel- und dann eine Tasse Fencheltee. Sie können auch einen Leibwickel machen: Mischen Sie zwei Liter heißes Wasser mit einem Liter Apfelessig. Tauchen Sie ein Leinentuch ein, wringen Sie es aus, und legen Sie es auf den Leib. Wenn es lauwarm ist, ein neues heißes Tuch auflegen. Oft ist Verstopfung die Ursache für den Blähbauch. Auch hier kann die Natur helfen: Essen Sie Joghurt mit Leinsamen oder Weizenkleie. Anschließend ein Glas frisch gepreßten Orangensaft trinken. Auch Honig, Rhabarberkompott, Dörrpflaumen und Olivenöl helfen.

Ein schöner Rücken – schnell gepflegt

Rückenausschnitte bis zum Po, schulterfreie Dekolletés, Bikinis und Badeanzüge bringen ihn an den Tag – den schönen Rücken.
Die Haut dort macht meist wenig Probleme und ist wirklich leicht zu pflegen. Unter der Dusche wird der Rücken täglich einmal mitmassiert. Mit Ihrer Waschcreme eingeschäumt, benutzen Sie am besten eine Naturbürste mit Stiel, um den Rücken kräftig kreisend zu massieren. Lassen Sie sich anschließend von Ihrem Part-

ner den Rücken mit einem Körperpflegeöl, das Durchblutung und Stoffwechsel anregt, einmassieren. Für Frauen, die nicht unter unreiner Haut leiden, genügt diese Hautpflege des Rückens vollkommen.

Pickelchen am Rücken bekämpft man am natürlichsten mit einer Heilerdepackung. Und so wird's gemacht: Legen Sie ein kochfestes Leinentuch aufs Bett, eine Plastikfolie darüber, streichen Sie die Packung auf und legen Sie sich darauf. Hinterher tragen Sie Ihre Vitamin-A- und E-haltige Intensivcreme auf. Die Nährstoffe werden dann von der Haut ganz besonders gut aufgenommen.

Wenn Sie Probleme mit der Rückenmuskulatur und Bandscheibenbeschwerden haben, empfehle ich vor allem regelmäßiges Rückenschwimmen und spezielle gymnastische und Entspannungsübungen.

Das stärkt die Muskeln entlang der Wirbelsäule: Sie sitzen am Boden, umfassen die Knie mit beiden Händen und ziehen sie zu sich an den Oberkörper heran. Dabei den Kopf auf die Brust drücken. Lassen Sie sich jetzt nach hinten umfallen und schaukeln Sie zehnmal auf dem Rücken auf und ab.

Das entspannt den Rücken und beruhigt: Stellen Sie sich mit gegrätschten Beinen aufrecht hin, lassen Sie jetzt den Oberkörper nach vorne fallen. Kopf und Arme baumeln lassen, einen runden

Rücken machen. Augen schließen, ruhig atmen, alle Anspannung fallenlassen. Mindestens drei Minuten lang.

Das ist die richtige Ernährung für den streßfreien Rücken: Reichlich Naturprodukte mit hohem Vitamin-C-Gehalt (Zitrusfrüchte, Petersilie, grüne Paprikaschoten, Hagebuttentee), mit Vitamin E (Weizenkeimöl, Nüsse, Soja); alle Arten von Vollkornprodukten; Brennesseltee.

Hüften, Po und Oberschenkel – ein Frauenproblem

Im weiblichen Körper sind die Gewebestränge speichenförmig angeordnet. In den Zwischenräumen können sich die Fettzellen ausdehnen. Sie können sich nach außen wölben und die Zirkulation von Blut und Lymphe, den Abtransport der Schlacken hemmen. Die Veranlagung zu so einem schwachen Bindegewebe wird wahrscheinlich vererbt. Auch bestimmte Hormone spielen eine Rolle.

Die Lederhaut besteht zu 90% aus Bindegewebe. Sie liegt zwischen der dünnen Oberhaut und dem Unterhautfettgewebe. Diese Schicht macht mindestens jeder dritten Frau Probleme. Im schlimmsten Fall bildet sich Cellulite: Wasser tritt aus den Gefäßen, die Flüssigkeit staut sich an Hüften, Po und Oberschenkeln.

Das Bindegewebe zu straffen, ist eine Vorsorgemaßnahme, die jede Frau treffen sollte. Sie ist allerdings nur mit einer großen Portion Disziplin zu erreichen und erfordert ein »straffes Programm«:

1 Wir straffen die Haut von außen: Beim Duschen werden Hüften, Po und Oberschenkel kräftig mit einem Massagehandschuh vormassiert. Anschließend erfolgen heiße und kalte Wechselduschen, von unten nach oben und mit kalt aufhören.

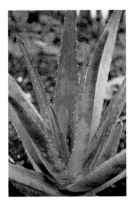
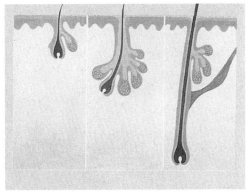

1 Aloe vera: Die Ägypter nannten sie die »Pflanze der hundert Wunder«. Ihr Saft lindert und beruhigt gereizte Haut, spendet Feuchtigkeit. Aloe vera wird vor allem für Hautpflegeöle und intensive Tagescremes verwendet.

2 Gesundes Kopfhaar hat drei Lebensphasen: Erst wächst es zwei bis sechs Jahre lang, dann folgt eine zweiwöchige Übergangsphase und anschließend eine zwei- bis viermonatige Ruhepause. Danach fällt das Haar durch das Nachstoßen eines neuen Haares aus. Eine neue Wachstumsphase beginnt.

3 Die Haut: Flächenmäßig gesehen unser größtes Organ. Die alleräußerste Schicht, die Oberhaut, besteht aus abgestorbenen, verhornten Zellen, die ständig abgestoßen und von der Keimschicht neu gebildet werden. Darunter liegt die Lederhaut, die aus Bindegewebe, Schweiß- und Talgdrüsen, Nervenbahnen, Muskelfasern und unzähligen Blutgefäßen besteht. Darunter die Unterhaut: Das ist Fettgewebe, von Bindegewebssträngen durchzogen, Venen und Arterien, Lymphgefäße und Nervenbahnen.

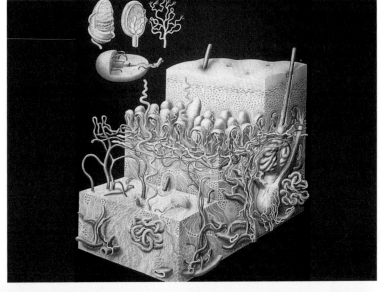

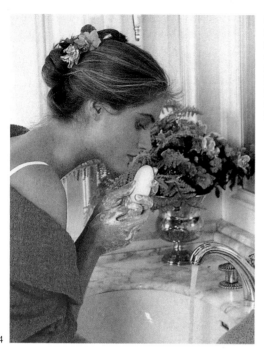

4 Der erste Schritt zur reinen Haut: Die tiefenwirksame Reinigung. Morgens reicht Wasser. Abends muß der Schmierfilm aus Schminke, Hautfett, Schmutz mit speziellen Reinigungsprodukten entfernt werden.

4

5

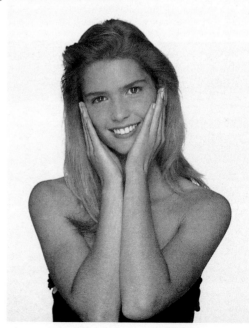

5 Junge Haut ist besonders empfindlich: Sie muß sehr sanft und doch gründlich gereinigt und gegen schädliche Umwelteinflüsse geschützt werden.

6 Auftragen, einwirken lassen, abwischen: Erfrischungsmasken führen der Haut auf die Schnelle eine Extra-Portion Feuchtigkeit zu. Ideal, wenn man müde Haut in Minuten munter machen möchte.

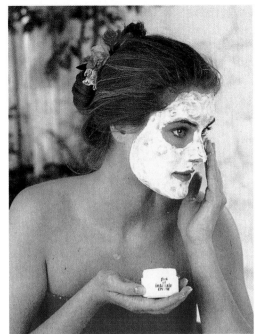

6

7

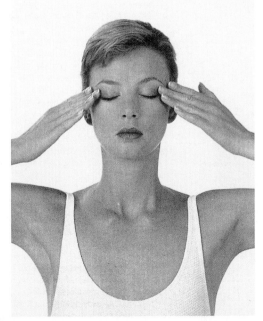

7 Gesichtsgymnastik: Gezielte Übungen helfen, Falten vorzubeugen. Am besten lassen Sie Ihr Gesicht vor dem Spiegel turnen. So wird die Muskulatur trainiert. Extra-Tip: Entspannen Sie Ihre Gesichtszüge öfter ganz bewußt.

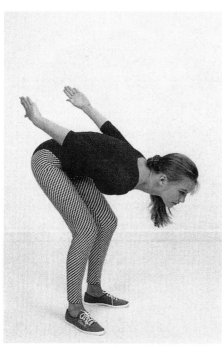

8 Die Übung für den Traumbusen: Ausgangsstellung: Aufrechter Stand, Beine leicht gegrätscht, Arme lose hängen lassen. Ausführung: Mit gestreckten Armen bis in Schulterhöhe vor und zurück schwingen. Der Oberkörper schwingt mit. Den Schwung mit einem leichten Wippen in den Kniekehlen unterstützen. Übung mehrmals wiederholen.

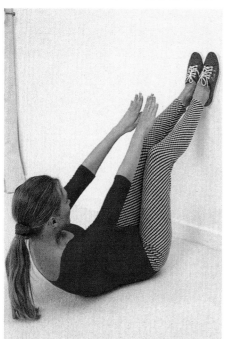

9 Die Übung für den flachen, straffen Bauch: Ausgangsstellung: Rückenlage, Beine leicht angewinkelt, die Füße drücken mit der flachen Sohle gegen die Wand. Ausführung: Aus der Rückenlage aufrichten, Kopf und Schultern anheben, die Arme strecken sich in Richtung Füße. Wichtig: Den Oberkörper nur in Schulterhöhe anheben, sonst wird die Wirbelsäule zu sehr belastet. Dann den Kopf wieder auf den Boden legen. Übung mehrmals wiederholen.

10 Die Übung für Po und Oberschenkel: Ausgangsstellung: Kniestand, die gestreckten Arme hoch in die Luft, die linke Hand umgreift die rechte. Ausführung: Abwechselnd einmal links, einmal rechts mit dem Gesäß auf den Boden setzen. Die Arme bleiben hoch in der Luft. Mehrmals wiederholen.

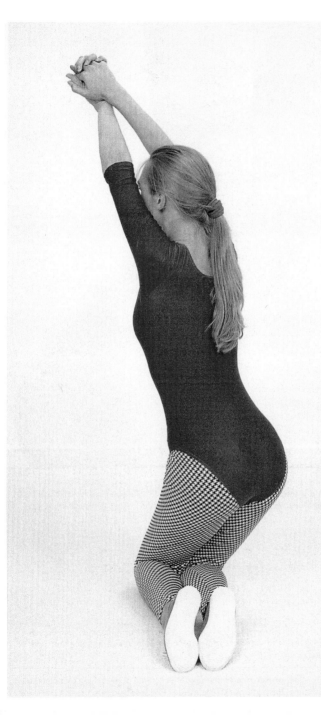

10

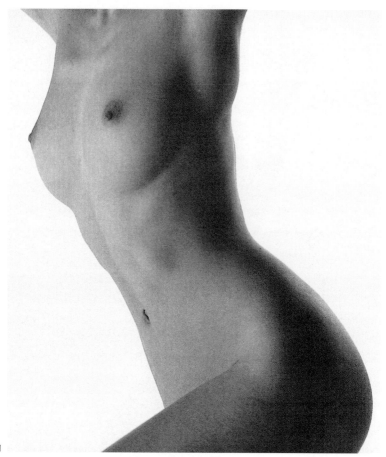

11

11 Schöne Haut ist kein Zufall: Vor allem Busen, Hüften, Po und Oberschenkel müssen sorgfältig und konsequent gepflegt werden. Regelmäßige Massagen mit einem hochwertigen Körperpflegeöl stärken das Bindegewebe, machen die Haut glatt und geschmeidig.

12 Ellbogen brauchen Extra-Pflege: Ein Ölbad weicht die verhornte Haut auf. Eine anschließende Kompresse mit leicht erwärmtem Körperpflegeöl bekämpft trockene und rissige Hautstellen.

13 Hautpflege, Venenpflege, Haarentfernung: Wer schöne Beine zeigen möchte, muß für gute Durchblutung, Bewegung und regelmäßige Pflege sorgen.

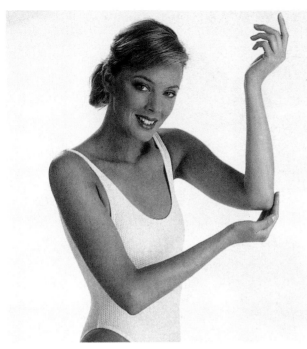

12

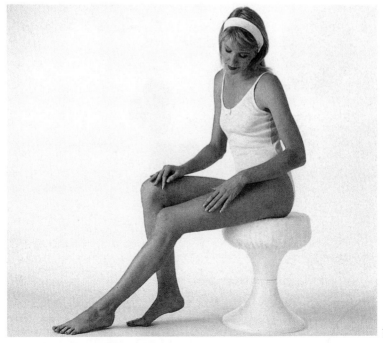

13

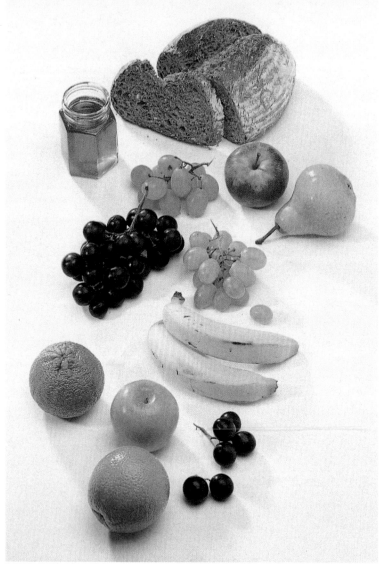

14

14   Kosmetik von innen: Vitamine, Mineral- und Ballaststoffe. Mit der richtigen Ernährung können Sie einiges für Ihre Haut tun. Vollkornprodukte, Obst und Gemüse, Honig
statt weißem Zucker sind die Freunde der Haut. Auf Seite 164 finden Sie eine 7-Tage-Haut-
Diät, die mit ihren wertvollen, lebenswichtigen Inhaltsstoffen ein Gewinn für Ihren
gesamten Organismus ist.

Morgens und abends werden die Problemzonen konsequent mit einem Körperpflegeöl massiert. Eine solche Massage bewirkt eine bessere Durchblutung der tieferen und oberen Hautschichten und eine Auflockerung des Bindegewebes, denn sie regt den Stoffwechsel in der Fettschicht an. In wissenschaftlichen Tests zeigten die regelmäßig mit einem solchen Körperöl massierten Hautpartien eine deutliche Verstärkung der Epidermis mit einer kompakten Hornschicht. Die Epidermiszellen waren geordneter und die Granulatschicht verstärkt. Das Bindegewebe wurde gefestigt, die Haut insgesamt erwiesenermaßen glatter und geschmeidiger. Wichtige Bestandteile dieses Produkts: Jojoba-, Weizenkeim-, Lavendel- und Neutralöl, Aloe vera, die wichtigen Hautvitamine A und E, Wachsester und essentielle Fettsäuren. Das oben erwähnte Körperpflegeprodukt heißt »frei öl« und ist exklusiv in der Apotheke erhältlich.

Eine richtige Bindegewebsmassage gehört, ebenso wie eine entstauende Lymphdrainage, in die Hand der Krankengymnastin.

2   **Wir stählen das Bindegewebe von innen:** Meistens ist es notwendig, erst einmal ein paar Pfunde abzunehmen. Aber auch schlanke Frauen können ein zu schwaches Bindegewebe haben. Die richtige Ernährung hilft allen, denn das Bindegewebe ist ein Depot für Abfallstoffe (Umweltgifte, Medikamente, Nahrungsmittel) und muß entschlackt werden. Viel trinken (am besten stilles Mineralwasser) nützt, diese Schlacken und Gifte auszuschwemmen. Die übrige Ernährung sollte fettarm und vollwertig sein. Vollkorngetreide, Hirse und Gerste enthalten festigende Kieselsäure. Paprika, Weißkraut, Sanddorn, Kiwis, Erdbeeren, Johannisbeeren liefern Vitamin C für das Gewebe. Bohnen, Lauch, Bananen enthalten Vitamin B_6 für den Eiweißstoffwechsel.

3   **Viel Bewegung** (Gymnastik, Sport, Treppensteigen, Tanzen, Kraft- und isometrische Übungen) stärkt das Bindegewebe ideal. Denn wo Muskeln aufgebaut werden, müssen Fettdepots wei-

Der Profi-Tip

● Vermeiden Sie häufige **Gewichtsschwankungen.** Sogenannte »Crash-Diäten«, überhaupt alles, was den ganz schnellen Erfolg verspricht, machen Ihr Bindegewebe schlaff. Versuchen Sie lieber, Ihr Gewicht konstant zu halten und konsequent Muskulatur aufzubauen, um Fettdepots zu bekämpfen.

● **UV-Strahlen** verändern die Struktur des Bindegewebes.

● **Nikotin** verschlechtert die Durchblutung der Gefäße.

● Durch **falsche Ernährung,** vor allem zu viel tierisches Fett, lagern sich unnötig Schlacken im Bindegewebe ab. Dagegen hilft viel trinken und ab und zu eine Heilfastenkur unter ärztlicher Aufsicht.

chen. Diese Regel gilt allerdings nur, wenn Sie regelmäßig eisern trainieren. Therapien wie Tiefenwärme, Reizstrom, Gleitwellen können unterstützend wirken.

Die tägliche Gymnastik für Po, Hüften und Oberschenkel: Legen Sie sich auf den Rücken, strecken Sie die Arme in Schulterhöhe seitlich weg. Beine, Po und Hüften hoch in die Luft strekken, also eine »Kerze« machen. Dann die Beine mindestens zwanzigmal in der Luft gestreckt überkreuzen. Diese Übung trainiert die Muskulatur an Hüften, Po, Oberschenkeln und dem Bauch – also an allen weiblichen Problemzonen. Sie bringt langfristig Erfolg, wenn sie täglich konsequent geturnt wird, am besten morgens und abends. Erwarten Sie keine schnellen Erfolge, nur Geduld bringt das ersehnte Ergebnis.

Schöne Beine – was man dafür tun kann

Schöne Beine – welche Frau träumt nicht davon. Die Voraussetzung: Die Haut muß straff und zart, das Gewebe fest sein.

Die Hautpflege

Wechselduschen (kalt – warm – kalt) und Beinebürsten gehören zum täglichen Schönheitsprogramm. Durch das Bürsten erreichen Sie einen natürlichen Peeling-Effekt. Beginnen Sie an den Füßen und arbeiten Sie sich mit kreisenden Bewegungen langsam bis zu den Hüften hoch.

Nach jedem Duschen oder Baden wird die Haut an den Beinen durch eine Massage mit einem guten Körperpflegeöl aufgepäppelt. Es sollte Aloe vera, Jojoba- und Bisabolöl enthalten. Durch die Ölmassage wird die Durchblutung der Haut verbessert, der Stoffwechsel angeregt, die natürliche Hauterneuerung unterstützt. Massiert wird vorzugsweise mit den Händen, ohne allzu starken Druck, von unten nach oben. Vom Knie aufwärts dürfen Sie »kneten«: Die Haut mit Daumen und Zeigefinger hochziehen und wieder fallen lassen.

Die Venenpflege

Jede zweite Frau neigt zu Besenreisern und Krampfadern. Sind sie erst da, muß man sie akzeptieren oder entfernen lassen.

Leichte Krampfadern sind meist erweiterte Adern des oberflächlichen Venensystems. Aus medizinischen Gründen braucht man sie nicht entfernen zu lassen. Zur Entfernung aus kosmetischen Gründen führen verschiedene Wege. Die Diagnose entscheidet über die Methode.

Sobald Krampfadern Beschwerden machen oder sich rasant verändern, sollten Sie einen Venenspezialisten aufsuchen. Er findet heraus, ob eine Erkrankung des tiefen Venensystems vorliegt, die sofort behandelt werden muß.

Am besten ist es, Krampfadern rechtzeitig vorzubeugen: Kaltes Wasser trainiert die Blutgefäße. Kalte Güsse beim Duschen (von unten nach oben), Kneippen (das geht auch in der Badewanne: Mit kaltem Wasser 20 cm hoch füllen und 1 Minute lang wie ein Storch darin herumwaten); Joggen im flachen, kalten Meereswasser bekommt den Venen extrem gut.

Tragen Sie so oft wie möglich Stützstrümpfe. Sie stützen, massieren, regen die Durchblutung an. Unter langen Hosen, beim Skifahren, bei langen Autofahrten. Es gibt sie in verschiedenen Stärken und allen Modefarben.

Vermeiden Sie alles, was den Blutfluß behindert: Enge Stiefel; Slips, Mieder, Kniestrümpfe, die abschnüren; schlagen Sie beim Sitzen nie die Beine übereinander; wechseln Sie ständig die Absatzhöhe Ihrer Schuhe, mal flacher, mal höher.

Vermeiden Sie jeglichen Zigarettenkonsum. Rauchen verengt die Gefäßwände.

Bauen Sie Übergewicht ab. Jedes Kilo müssen Ihre Beine tragen.

Legen Sie Ihre Beine hoch, so oft es geht.

Bewegung stärkt das Bindegewebe und die Durchblutung. Treppensteigen, Laufen, Radfahren, Schwimmen und Wassergymnastik bringen die Beine auf Trab.

Haare entfernen

Enthaarte Beine sehen gepflegter aus. Es gibt vier Methoden: Sie können rasieren, chemisch oder mit Wachs entfernen oder elektrisch veröden lassen. Wichtig ist, die mehr oder weniger gereizte Haut anschließend zu beruhigen. Dazu eignet sich zum Beispiel »frei öl«, ein pflegendes Körperöl aus der Apotheke. Es genügt, einige Tropfen einzumassieren. Es bildet einen feinen Schutzfilm auf der Haut und unterstützt die natürliche Hauterneuerung.

● Rasieren: Sie können die Härchen naß (mit einem Klingenapparat) oder trocken (mit einem speziellen Elektrorasierer) abrasieren. Beides geht rasch und relativ sanft, wenn Sie sich genügend Zeit für diese Prozedur nehmen. Wer hastig und unter Zeitdruck rasiert, schneidet sich leicht. Vergessen sie nicht, kleine Schnittwunden zu desinfizieren. Ein weiterer Nachteil: Da die Haare direkt am Haaransatz abgeschnitten werden, wachsen schon nach ein paar Tagen die ersten Stoppeln nach. Sie müssen schnell wieder nacharbeiten.

● Chemisch entfernen: Einen Millimeter unter die Haut gehen Haarentfernungs-Cremes, Milch- oder Schaumpräparate. Es dauert also länger, bis wieder Haare nachwachsen. Die Anwendung ist sehr einfach, aber es sind Chemikalien, die den gewünschten Erfolg bringen. Manche Frauen reagieren auch allergisch: Machen Sie auf jeden Fall zuerst einen Verträglichkeitstest in der Armbeuge, bevor Sie ein solches Präparat großflächig verwenden.

● Mit Wachs entfernen: Die älteste Methode ist schmerzhaft, aber natürlich. Wachs gibt es in Tuben oder fertig präpariert auf Streifen. Die Härchen gehen mit der Wurzel heraus, und die Beine bleiben bis zu drei Wochen lang glatt. Die Kosmetikerin wendet warmes Wachs an.

● Elektrisch veröden lassen: Die Kosmetikerin kann jedes einzelne Haar epilieren, also elektrisch veröden. Das Haar wächst dann überhaupt nicht mehr nach. Diese Methode ist allerdings äußerst zeitaufwendig und kostspielig und für die Beine wenig geeignet. Elektrische Geräte, die das Haar mit einer rotierenden Drahtspirale ausreißen, erzielen einen ähnlichen Effekt. Die Haare wachsen spärlicher nach, aber die Methode ist nicht ganz schmerzfrei.

Der Profi-Tip

Gegen müde Beine: Franzbranntwein hilft schnell. Immer von unten nach oben einmassieren.

Gegen geschwollene Beine: Dünne Nylonstrümpfe in eiskaltes Wasser tauchen, anziehen, Beine hochlegen.

Gegen dicke Knöchel: Wann immer Sie länger sitzen müssen, die Füße anheben, nach rechts und links kreisen lassen, kräftig ausschütteln.

Gegen schwere Beine: Morgens die Fußsohlen eiskalt abduschen und dann langsam das Bein hoch bis zum Po.

Gegen rauhe, rissige Knie: Erwärmen Sie ein gutes Hautpflegeöl, tauchen Sie zwei Wattekompressen hinein und legen Sie diese auf. Stauen Sie die Wärme mit Tüchern oder Folie, die Sie darüberwickeln.

Baden, Massieren, Turnen – das hält die Füße fit

Sie möchten Ihre Füße vorzeigen können – nicht nur im Sommer? Ein paar Minuten täglich und einmal in der Woche eine halbe Stunde Extra-Pflege genügen.

Sie können Ihre Füße auch bei der Kosmetikerin schön pflegen lassen: Sie badet die Füße, entfernt die Hornhaut an Fersen und Ballen, pflegt die Nägel, entfernt Hühneraugen, desinfiziert und massiert die Füße. Das Ganze dauert ungefähr 45 Minuten und hält circa drei Wochen vor.

Was man täglich selbst tun kann

Wenn Sie Ihre Füße beim morgendlichen Duschen kurz mit einer Spezialbürste mitmassieren – und zwar immer von den Zehen zur Ferse hin – können Sie die Entstehung von Hornhaut weitgehend vermeiden. Dann folgt eine kurze Ölmassage der Füße: Geben Sie ein paar Tropfen Ihres Hautpflegeöls in die Hand, und massieren Sie Fußsohlen, Ballen und Zehen mit festen, kreisenden Bewegungen. Das macht nicht nur zarte Füße. Wie in den Fingerspitzen befinden sich auch in den Fußsohlen besonders viele Nervenendpunkte. Deshalb profitiert von einer Fußmassage der ganze Körper – Sie fühlen sich frisch und entspannt.

Was man einmal in der Woche tun muß

Ein warmes Fußbad macht die Haut schön. (Vorher werden die Nägel geschnitten und mit der Feile geglättet.) Das Wasser soll handwarm sein. Als Zusatz: ein mildes Öl-Hautpflegebad mit einem besonders hohen Anteil an natürlichen Ölen. Ein solches Produkt enthält keine waschaktiven Substanzen, um die pflegenden und hautschützenden Eigenschaften nicht zu beeinträchtigen. Baden Sie Ihre Füße zehn bis fünfzehn Minuten darin. Danach ist die Hornhaut an Ballen, Fersen, Zehen so weich, daß Sie mit einem Bimsstein mühelos abgerieben werden kann. Auch

---

Der Profi-Tip

Gegen kalte Füße: Wechselbäder. Stellen Sie zwei Schüsseln, eine mit warmem, eine mit kaltem Wasser, nebeneinander. Ins warme Wasser kommt als Zusatz Ihr Öl-Hautpflegebad, ins kalte ein Eßlöffel Meeressalz. Abwechselnd drei Minuten in warmes, dann 30 Sekunden in kaltes Wasser eintauchen. Mit kalt aufhören.

Gegen geschwollene Füße: Von unten nach oben mit Franzbranntwein abreiben. Beine zehn Minuten hochlegen.

Gegen Hornhaut an den Fersen: Erwärmen Sie Ihr Hautpflegeöl, tauchen Sie große Wattekompressen hinein, legen Sie diese für 20 Minuten auf. Überschüssiges Öl anschließend einmassieren.

---

die Nagelhaut läßt sich nach so einem Bad leicht zurückschieben.

Jetzt folgt die Ölmassage der Füße wie im Tagesprogramm beschrieben.

Fit und beweglich bleiben die Füße mit Gymnastik. Im Urlaub genügt es, täglich im Sand barfuß zu laufen. Zuhause können Sie sich zum Beispiel auf einen kleinen, harten Ball stellen und die Fußsohle darauf hin- und herbewegen. Wenn Sie lange sitzen müssen: Die Füße kreisen lassen, ab und zu kräftig ausschütteln.

Die Körperpflege

Baden – Schönheit und Entspannung

Ein warmes Vollbad kann Haut und Seele pflegen, beleben, entspannen und – je nach Zusatz – alle möglichen gesundheitlichen Beschwerden lindern.

Ein Bad im warmen Wasser ist auf jeden Fall eine Wohltat, wenn Sie folgende Regeln beachten:

Nehmen Sie sich Zeit. Für die Vorbereitung, fürs Hineinsteigen, für die Pflege hinterher. Mit Lust untertauchen kann nur, wer nicht unter Zeitdruck steht.

Die Badezeit selber sollte allerdings höchstens fünfzehn Minuten dauern. Sonst macht der Körper schlapp.

Die ideale Wassertemperatur: 37 bis 40 Grad. Im Badezimmer darf es ungefähr 20 Grad warm sein.

Sie sollten bis zum Hals im Wasser stecken, damit sich der Druck des Wassers auf den Körper voll entfalten kann.

Das Schönheitsbad

Eine Haut wie Samt und Seide macht ein Öl-Hautpflegebad ohne waschaktive Komponenten. Diese stören meist den natürlichen Schutzmantel der Haut, der durch die zunehmende Umweltverschmutzung, durch Streß und überzogene Reinigungsmaßnahmen sowieso schon beeinträchtigt ist. Die Folge: empfindliche, trockene, rissige und zu Juckreiz neigende Haut. Ein Öl-Hautpflegebad hilft zuverlässig. Es führt der Haut einen großen Teil von Lipiden zu. Natürliche Öle und das darin enthaltene Vitamin F pflegen auch trockene Haut und erreichen sogar einen stark hautglättenden Effekt. Anschließend kurz kalt abduschen, den Körper trockentupfen. Die Haut fühlt sich weich, glatt, gut gepflegt an und muß nicht zusätzlich eingecremt werden. Am besten wickeln Sie sich jetzt warm ein und ruhen für mindestens dreißig Minuten. (Meine Empfehlung: »frei öl-Hautpflegebad«, exklusiv in der Apotheke.)

Das Gesundheitsbad

Wer nicht die Haut pflegen, sondern einen anderen gesundheitlichen Effekt erzielen möchte, kann in der Apotheke fertige Kräuterzusätze kaufen. Zum Beispiel Fichtennadel oder Thymian gegen Erkältung, Hopfen oder Melisse zur Beruhigung, Wacholder zur besseren Durchblutung (siehe auch Seite 121). Gegen Nervosität und zur Stärkung der Abwehrkräfte können Sie sich auch zu Hause ein Meerbad zubereiten. Dem Badewasser werden pro Liter ungefähr 15 Gramm Meersalz zugefügt. Algenzusätze wirken entwässernd und regenerierend auf das Bindegewebe. Gesundheitsbäder sollten nicht heißer als 37 Grad sein. Und hinterher braucht der Körper Ruhe. Wer Herz-Kreislauf-Probleme hat, sollte seinen Arzt befragen, ob er solche Bäder durchführen darf.

Von Bädern in waschaktiven Substanzen, sogenannten Seifen- und Schaumbädern, rate ich ab. Sie sind für die Haut eine Strapaze. Wenn Sie doch einmal schaumbaden, zum Beispiel im Hotel, sollten Sie den ganzen Körper hinterher unbedingt gründlich abduschen. Und eincremen: Von Kopf bis Fuß mit »frei öl soft«. Diese hochwertige Körperlotion gibt der Haut Feuchtigkeit und Fett in ausgewogenem Verhältnis zurück und baut so den natürlichen Hydrolipidmantel wieder auf.

Der Profi-Tip

● Fünfzehn Minuten genügen: Während man badet – was für die Schönheit tun.

Gesichtsmasken und Ölpackungen kann man sehr gut beim Baden einwirken lassen. Der Wasserdampf quillt die oberste Hornschicht auf. Die Maskenwirkstoffe können so besser eindringen. Eine **Bürstenmassage** unter Wasser ist für empfindliche Haut verträglicher als eine Trockenmassage. So können abgestorbene Hornschüppchen schonend abgelöst werden. Die Wirkstoffe des Badezusatzes können sich auf der Haut voll entfalten.

Duschen – Reinigen, Abhärten und Erfrischen

Für die tägliche Reinigung ist Duschen besser als Baden. Besonders hautschonend reinigen Sie, wenn Sie eine milde Waschcreme verwenden, die Reinigungs- und Pflegeprodukt in einem ist. Frei von alkalischen Reinigungsstoffen, verändert sie den physiologischen Säurewert der Haut nicht und erhält damit deren Schutzfunktion. Die rückfettenden Komponenten sorgen dafür, daß Ihre Haut weich und geschmeidig bleibt. Zum Beispiel: Die »frei öl-Waschcreme« aus der Apotheke.

Und so wird geduscht: Zuerst den Körper warm abbrausen. Dann die Haut von Kopf bis Fuß einschäumen. (Wenn Sie ein alkalihaltiges oder nicht so stark rückfettendes Produkt verwenden, dürfen Sie nur dort einseifen, wo geschwitzt wird: die Achselhöhlen, den Intimbereich, die Füße.) Den Schaum warm abspülen und zum Abschluß mit kaltem Wasser den ganzen Körper noch einmal von unten nach oben abduschen.

Zur Abhärtung eignen sich kurze Wechselduschen. Sie beleben, beugen Erkältungen und Infektionen vor. Der kräftige Dusch-

Der Profi-Tip

● **Die Temperatur:** Je heißer das Wasser, desto mehr Hornschicht wird abgewaschen, der Hydrolipidmantel wird geschädigt. Deshalb nach jedem Duschen den Körper von Kopf bis Fuß mit einer Lotion eincremen, die der Haut vermehrt Lipide zuführt.

● Auch der **Wasserdruck** spielt eine Rolle: Ein weicher Strahl spült weniger ab als ein harter Wasserstrahl.

● Den größten Einfluß auf die Schädigung der Haut hat das verwendete Waschmittel. Bevorzugen Sie feste bzw. flüssige **Waschsyndets,** die im ph-Wert dem natürlichen der Haut angepaßt sind und deshalb die Haut nicht auslaugen. Stark rückfettende Substanzen und ein Stoff, der auf die Haut aufzieht und einen spürbaren Schutzfilm hinterläßt, machen die Haut wunderbar weich und trotzdem sauber.

strahl wirkt wie eine Vollmassage. Eine Wechseldusche muß im 30-Sekunden-Takt heiß-kalt-heiß-kalt durchgeführt werden. Mit kalt aufhören.Den gleichen Effekt haben kalte Kniegüsse am Morgen. Dabei immer von unten nach oben arbeiten.

Zur Erfrischung, zum Beispiel nach Sportgenuß oder Sonnenbad, wird lauwarm, niemals eiskalt geduscht. Das kalte Wasser würde den Kreislauf zu sehr anregen. Sie würden hinterher noch mehr schwitzen.

Zur Entkrampfung verspannter Muskelpartien darf das Wasser 29 bis 38 Grad warm sein. Rückenschmerzen kann man wegduschen, wenn man sich mit dem Rücken direkt unter den Duschstrahl stellt und abwechselnd ein Hohlkreuz und einen Katzenbuckel macht.

Qualität ist oberstes Gebot –
zu Besuch in einer Kosmetikfabrik

Auf Hochglanz polierte Edelstahlkessel, weiß gekachelte Fußböden und der gleiche Geruch wie in einer Apotheke: Die strengen Hygienevorschriften und ein Ambiente klinischer Sauberkeit beeindrucken mich. Wie alle, die hier arbeiten, in einen weißen Kittel und ein weißes Häubchen gesteckt, besichtige ich die Produktionsstätte, wo die bekannten »frei öl-Produkte« hergestellt werden. Es interessiert mich, mal mit eigenen Augen zu sehen, wie ein so hochwertiges Hautpflegeprodukt entsteht.

Qualität trotz Quantität: Innerhalb von drei Stunden werden hier in den drei Kesseln, vor denen wir jetzt stehen, über zwei Tonnen fertige Intensivcreme produziert.

Die erste Qualitätskontrolle erfolgt unmittelbar nach Anlieferung der einzelnen Rohstoffe. Ob Jojobaöl, Allantoin oder Aloe-vera-Extrakt – jeder einzelne Rohstoff wird zuerst im Labor voruntersucht. Zunächst auf seinen Standard. Das heißt, ob die Beschaffenheit so ist, wie man sie bestellt hat. Der Computer fertigt in Minutenschnelle eine Identifikationskurve an, die er mit der Standardkurve vergleicht. Dann wird der Rohstoff vor allem auch auf Keime untersucht. Nur was vom Labor für einwandfrei befunden wurde, wird für die Produktion freigegeben und bekommt einen entsprechenden Aufkleber.

Der »Ansetzer«, das ist ein hochqualifizierter Chemiearbeiter, wiegt die einzelnen »Zutaten« dann penibel genau ab, je nach Rezeptur. Dieses Rezept hat ein Team von Apothekern und Laborexperten in oft monatelangen Versuchsreihen ausgeklügelt. Und nicht nur jeden einzelnen Bestandteil, sondern auch das Endprodukt ausgiebig klinisch testen lassen, bevor es verkauft werden darf.

Unsere Intensivcreme hat achtzehn Bestandteile, die jetzt abgewogen bereitstehen. Da eine Wasser-in-Öl-Emulsion hergestellt wird, befindet sich in einem Kessel die sogenannte Wasser- und in einem zweiten die sogenannte Fett-Phase. In die Fett-Phase muß ein Emulgator, der sowohl wasser- als auch fettlöslich ist. Sonst können sich die beiden Phasen später nicht verbinden. Stellen Sie sich das so vor, als ob Sie Mayonnaise rühren.

Beide Phasen müssen bestimmte Temperaturen haben und ständig gerührt werden. Die beiden Chemiefacharbeiter überwachen die Anzeigen der Kessel und geben nach und nach die einzelnen Rohstoffe zu. Sie arbeiten genau nach der Rezeptur. Dort ist exakt festgelegt, was wann und in welcher Menge zugegeben werden muß. Wie bei einem komplizierten Kochrezept. Und jeder Produktionsschritt wird protokolliert.

Die wärmeempfindlichen Stoffe fügt man erst am Schluß zu, da ja ständig erhitzt wird. Zum Beispiel die wertvollen pflanzlichen Öle, die der Fett-Phase beigegeben werden. Der Kesselcomputer dokumentiert den Produktionsvorgang: die Temperatur der Wasser- und der Fett-Phase, die Drehzahl der Rührwerke, den Kesselinnendruck.

Jetzt geht's ans Emulgieren: Zuerst wird die Fett-Phase in einen dritten Kessel gesaugt. Und zwar über ein geschlossenes System, damit kein Keim von außen eindringen kann. Dann wird langsam – peu à peu – auch die Wasser-Phase herübergesaugt. Eine spannende Sache, die wir durch ein kleines gläsernes Guckloch beobachten können. Noch sieht die Masse gelartig grau aus.

Der riesige Stahlkessel hält ständig die gewünschte Temperatur. Gewaltige Edelstahlschaufeln rühren mit der eingegebenen Drehzahl. Allmählich nimmt die Masse jetzt auch sichtbar die endgültige weiße Farbe an. Sie wird auf 30 Grad abgekühlt und kann dann parfümiert werden.

Für jede Produktlinie läßt man von speziellen Parfumeuren das typische Parfumöl kreieren, an dem Sie als Verbraucherin Ihre Creme jederzeit »erkennen« können. Ganz zum Schluß wird ein medizinisch getestetes mildes Konservierungsmittel zugesetzt.

Das ist notwendig, weil sonst bei der Benützung der Creme im Tiegel immer wieder durch die Hand Keime eingeschleppt würden.

Als das Rührwerk angehalten wird, blicken mich zwei Zentner schneeweiße Intensivcreme an: Wie ein riesenhafter Berg Schlagsahne schaut das aus.

Ein Laborant entnimmt mit einer sterilen Schöpfkelle eine Probe fürs Labor. Dort wird untersucht, wie zähflüssig die Creme ist. Und eine erste Mikrobiologie angesetzt. So kann man nach spätestens 48 Stunden sehen, ob nicht doch irgendwelche Keime angesiedelt sind. Nur wenn alle diese Tests in Ordnung sind, darf abgefüllt werden.

Auch hier, bei der Abfüllung und Verpackung der Intensivcreme, beeindrucken mich die strengen Hygienevorkehrungen. Die Frauen, die hier am Fließband sitzen, tragen weiße Kittel, Häubchen – und immer Einmalhandschuhe. Eine elektronische Abfüllanlage plaziert 50-ml-Portionen in kleine, weiße Tiegel. Am Fließband wird verschraubt, in Faltschachteln und Kartons verpackt. Die Intensivcreme ist auf dem Weg zur Verbraucherin.

Kosmetik aus der Apotheke

Immer wieder fragen mich Frauen, wo man denn hochwertige Hautpflegepräparate am besten kauft. Fast 40% aller Frauen über 14 in der Bundesrepublik verwenden Apotheken-Kosmetik. Und es werden immer mehr. Ich glaube, dafür gibt es vor allem zwei Gründe. Und beide haben mit Qualität zu tun:

Die Qualität der Beratung: Durch seine vielschichtige Ausbildung ist der Apotheker (oder die Apothekerin) der kompetente Fachmann für die Beratung beim Kauf von Hautpflegeprodukten. Sei es zur medizinischen Hautpflege oder zur Kosmetik. Er hat theoretische und praktische Erfahrungen im Herstellen von

Cremes und Salben. Deshalb weiß er genau, was unbedingt hineingehört und was besser nicht enthalten sein sollte. Der Apotheker versteht Hautpflege als vorbeugende Gesundheitsmaßnahme für das Organ Haut. Er weiß alles über das Geschehen auf und in der Haut, alles über die exakte Zusammensetzung der einzelnen Präparate. Er kann Qualität und Wirksamkeit der Produkte genau beurteilen. Er weiß, wie Hautprobleme durch richtigen Schutz und adäquate Pflege zu vermeiden oder zumindest zu mildern sind. Er kennt die Eigenschaften der einzelnen Wirkstoffe und weiß, was für den jeweiligen Hauttyp am empfehlenswertesten ist. Ein guter Apotheker nimmt sich auch die Zeit, die Kundin sehr persönlich zu beraten. Die letzten beiden Punkte sind vor allem für Allergikerinnen sehr wichtig.

Die Qualität der Produkte: Frauen, die ihre Hautpflegeprodukte in der Apotheke kaufen, sind davon überzeugt, daß sie diese Produkte besser vertragen. Woher kommt das? Apothekenkosmetik wird auf ihre Verträglichkeit dermatologisch getestet. Es handelt sich um hautfreundliche Produkte, frei von irritierenden Substanzen und schädlichen Zusatzstoffen. Ihre Zusammensetzung ist wissenschaftlich fundiert, ihre Sicherheit und Wirkung meist wissenschaftlich erwiesen. Gute Hautpflegeprodukte werden auf Naturbasis hergestellt und enthalten viele Vitamine (z. B. Vitamin A, Vitamin E) und wertvolle pflanzliche Stoffe (wie z. B. Aloe vera und Jojoba). Sie verhalten sich ph-neutral, das heißt: Ihr Säurewert entspricht dem natürlichen Säurewert der Haut, nämlich 5,5. Oft ist Apotheken-Kosmetik auch für medizinische Anwendungsbereiche geeignet und wird vom Arzt empfohlen.

Herrenkosmetik – alles, was Mann braucht

In der Mode wählt der Mann von heute nur vom Feinsten: Flanell, Seide, Kaschmir und Designermodelle sind so stark gefragt, daß die Modebranche von einem neuen, ganz persönlichen Lebensstil der Männer, einer neuen Körperlichkeit spricht. Dazu gehört natürlich auch die Körperpflege. Ist das die neue Schwäche des starken Geschlechts? Nun, der Satz von Ernest Hemingway »Ein Mann hat verdammt noch mal nach nichts zu riechen als sich selbst« ist jedenfalls nicht mehr aktuell. Auch der Kernseifentyp der vergangenen Jahrzehnte, der sich allerhöchstens ein Haarwasser gönnte, ist out. Der Mann von heute möchte seiner Haut und seinem Ego was Gutes tun.

Mehr als 250 verschiedene Parfums und Pflegeserien für Männer stehen inzwischen in den Regalen. Aber gerade diese Vielfalt ist es, die manchen Mann verunsichert. Deshalb werden die meisten Hautpflegeprodukte für Männer immer noch von Frauen gekauft und vor allem verschenkt. Dagegen ist nichts zu sagen, da die Frau ja sowieso hautnah mit seinen Schönheitsproblemen konfrontiert wird...

Jeder zweite Mann benutzt regelmäßig eine Allzweckcreme für das Gesicht. Mit Spezialpflegeprodukten wie Face Vitalizer, Skin Energizer, Cell Power Moisturizer Complex usw. können – oder wollen – sich viele Männer noch nicht anfreunden.

Was Mann wirklich braucht

● **Für die Rasur:** Ob naß oder trocken, ist eine Sache der Gewöhnung. Trockenrasieren ist schneller, einfacher, meist unblutiger. Naßrasieren ist gründlicher. Egal nach welcher Methode: Die tägliche Rasur ist gut gegen schlaffe Haut und Falten, denn mit den Stoppeln verschwinden auch abgestorbene Hautschüppchen.

Naßrasierer brauchen eine milde Rasierseife, -creme oder -schaum. Schaum läßt sich leichter dosieren.

Gut für die Haut: Nach dem Rasieren mit beiden Händen eiskaltes Wasser über das Gesicht schöpfen. Anschließend eine After-Shave-Lotion, Emulsion, Creme oder ein gutes Öl in die Gesichtshaut einmassieren. Das hilft ihr, kleine Blessuren, die durch den Rasiervorgang entstanden sind, besser zu verkraften.

● **Für die Gesichtspflege:** Männer haben zwar meist dickere Haut als Frauen, aber eine normale Seife trocknet auch diese zu sehr aus. Eine besonders milde und rückfettende Cremeseife verbindet hohe Waschaktivität mit milder Pflege und hinterläßt ein glattes Hautgefühl. Gerne empfehle ich die »frei öl-Cremeseife«, die Sie exklusiv in der Apotheke erhalten. Auch beim Mann sollte die Gesichtspflege nicht beim Waschen aufhören. Am einfachsten und unkompliziertesten pflegt man mit einer Allzweckcreme, die schnell und spurlos von der Haut aufgenommen wird. Gerade für Büromenschen ist es wichtig, daß eine solche Creme das Gleichgewicht von Fett und Feuchtigkeit wieder stabilisiert.

Vor den Einflüssen von Wind und Wetter beim Segeln, Surfen, Bergsteigen schützt ein Lippenpflegestift, eventuell mit Lichtschutzfaktor.

● **Für die Körperpflege:** Da Männer ihre kurzen Haare gerne täglich waschen, ist ein besonders mildes und hautfreundliches Shampoo das richtige. Die täglichen Umweltbelastungen, wie z. B. trockene Büroluft, machen das Haar brüchig und spröde. Die tägliche Haarwäsche muß deshalb Reinigung und Pflege in einem sein, das Shampoo natürliches Protein enthalten.

Gegen Streß, der gerne eine trockene, zu Juckreiz neigende Haut erzeugt, empfehle ich ein ölhaltiges Hautpflegebad, das Entspannung und Erholung für Körper und Seele bietet. Da es nicht der Reinigung dient, sollte es keine waschaktiven Komponenten enthalten.

Der Profi-Tip

● **Gegen Streß:** Auch robuste Männerhaut kann auf Streß mit nervösen Flecken und Hautunreinheiten reagieren. Man sollte sich dann mehr Ruhe, Entspannung in einem ölhaltigen Hautpflegebad und eine Doppelportion Schlaf gönnen. Als Badezusatz eignet sich hervorragend das »frei öl – Hautpflegebad«, das es nur in der Apotheke gibt.

● **Gegen müde Haut:** Auch Männerhaut mag Masken. Als Muntermacher, z. B. nach einer durchzechten Nacht, empfehle ich: Die Gesichtshaut heiß abspülen, anschließend zwei Minuten lang mit einem Eiswürfel einreiben. Zum Schluß dick Gesichtscreme auftragen, zehn Minuten lang einwirken lassen. Dabei soll der Körper ruhen. Den Überschuß dann vorsichtig mit Papiertüchern entfernen.

Zur alltäglichen intensiven Hautpflege des ganzen Körpers eignet sich sehr gut ein Körperöl. Es wird nach dem Duschen in die Haut einmassiert und hält sie elastisch, straff und geschmeidig.

3

Haut braucht Hilfe

Heilkräuter

Die Pflanzenheilkunde – auch Phytotherapie genannt – ist die bekannteste Selbstbehandlungsmethode im Rahmen der Naturheilverfahren. Selbstverständlich sind die Kräuter kein Allheilmittel für jedes Leiden, aber sie bekämpfen viele Alltagserkrankungen erfolgreich und können auch eine ideale Ergänzung der ärztlichen Therapie sein.

Zur Behandlung der Haut eignen sich Heilkräuter besonders gut, da sie den gesamten Organismus stärken und schützen und ihn hervorragend entschlacken und entgiften.

Kräuterteegemische bestehen aus grobgeschnittenen, gequetschten oder pulverisierten Drogenanteilen. Sicherlich haben Sie nicht die Zeit und die Möglichkeit, selbst in die Natur hinauszugehen und wilde Kräuter für den Eigenbedarf zu suchen, zu trocknen und aufzubewahren. In Ihrer Apotheke finden Sie alle notwendigen Mischungen in hervorragender Qualität. Dort werden Sie auch gewissenhaft beraten, wie der Tee zuzubereiten und anzuwenden ist.

Heilkräuter-Tee für die Haut – die 12 wichtigsten Sorten

● **Brennessel-Tee:** Unterstützt die Entschlackung und Ausscheidung von Giften, wirkt blutreinigend. Der ideale Schönheitstee für Haut und Haare.

● **Hagebutten-Tee:** Versorgt den Organismus mit Vitamin C, stärkt die gesamte Immunkraft, schützt dadurch gegen Umweltschäden.

● **Johanniskraut-Tee:** Wirkt gegen nervöse Erschöpfung, Ruhelosigkeit und Abgespanntheit, gegen Reizungen und Schwellungen.

● **Kamillen-Tee:** Gegen unreine Haut und Kopfschuppen. Kann ideal jedem Dampfbad zugegeben werden. Wirkt dann reizmindernd, entzündungshemmend, heilend.

● **Lavendel-Tee:** Wird gegen Abszesse und Allergien getrunken. Wirkt durchblutungsfördernd und belebend.

● **Lindenblüten-Tee:** Unterstützt das Schwitzen, dadurch öffnen sich die Poren.

● **Melissen-Tee:** Wirkt gegen Schlaflosigkeit, Magen- und Verdauungsbeschwerden.

● **Quecke-Tee:** Ein gutes Hausmittel gegen Akne, Müdigkeit, Stoffwechselstörungen und Ekzeme.

● **Salbei-Tee:** Eine bekannte Hausmedizin gegen Durchblutungsstörungen aller Art, Nervosität.

● **Schafgarben-Tee:** Wirkt ähnlich wie Kamillen-Tee und gewebestärkend.

● **Tausendgüldenkraut-Tee:** Stärkt die Abwehrkräfte.

● **Zinnkraut-Tee:** Wirkt gegen Blutunreinheiten, Stauungen, Bindegewebsschwäche.

Ganz wichtig: Wenn es nicht anders vorgeschrieben ist, muß man mindestens zwei bis drei Tassen Kräutertee täglich trinken, um eine gute Wirkung zu erzielen. Trinken Sie langsam und schluckweise, am besten ungesüßt oder nur mit ganz wenig Honig.

Man kann die Kraft der Kräuter aber nicht nur von innen, sondern auch von außen wirken lassen. Für ein Wannenbad nimmt man – wenn nicht anders vorgeschrieben – etwa eine Handvoll Kräuter, bereitet daraus zwei Liter Tee und gießt ihn nach dem Durchseihen in die gefüllte Badewanne. Das Wasser sollte eine Temperatur von 37 bis 39 Grad Celsius haben.

Heilkräuter-Bad für die Haut – die 12 wichtigsten Sorten

● **Beinwell-Bad:** Wirkt hervorragend gegen entzündete Haut, auch bei Sonnenbrand.

● **Birkenrinde-Bad:** Fördert die Atmung der Haut.

● **Brennessel-Bad:** Erfrischt und fördert die Durchblutung.

● **Eichenrinde-Bad:** Ideal gegen Frostbeulen.

● **Eukalyptus-Bad:** Bekämpft schlechte Durchblutung.

● **Fichtennadel-Bad:** Belebt den gesamten Organismus bei Ermüdung, wirkt gegen Unruhe.

● **Haferstroh-Bad:** Nimmt man gegen Hautunreinheiten.

● **Heidekraut-Bad:** Hemmt Bakterien auf der Haut und lindert Entzündungen.

● **Heublumen-Bad:** Hilft gegen Stoffwechselbeschwerden und Schwellungen.

● **Kamillen-Bad:** Beruhigt, fördert die Durchblutung, wirkt entzündungshemmend, heilend.

● **Melissen-Bad:** Entspannt und wirkt gegen Streß.

● **Schafgarben-Bad:** Beruhigt und bekämpft Hautentzündungen.

Bitte beachten: Man badet etwa 20 Minuten in einem solchen Kräuterbad, nicht länger. Danach sollten Sie sich für mindestens eine halbe Stunde zur Erholung ins Bett legen. Wenn Sie ausgiebig geruht haben, pflegen Sie Ihre Haut mit einem vitaminreichen Körperöl, das Sie für den ganzen Körper, auch das Gesicht, benutzen. Nach dieser leichten Massage werden Sie sich wunderbar frei und gepflegt fühlen.

Allergien

Der Begriff »Allergie« ist heute kein Fremdwort mehr. Hierzulande leiden vermutlich über 25 Millionen Menschen an allen möglichen allergischen Krankheiten. Seit Jahrhunderten bekannt, scheinen die Allergien – vor allem in den Industrienationen – ständig zuzunehmen. Umweltgifte, Luftverschmutzung, Hausstaub, Kosmetika und Medikamente, Nahrungs- und Genußmittel, Farben, Klebstoffe und andere Chemikalien, Pflanzen, Hölzer, Tiere, sogar Sonne und Licht können Allergien aller Art auslösen.

Was ist eine Allergie? Nicht unbedingt eine Krankheit. Eher eine Art krankmachende Überempfindlichkeit. Der Körper reagiert plötzlich ungewohnt, von der Norm abweichend. Allergien entstehen, wenn die körpereigenen Immunkräfte überfordert sind. Das muß man sich wie ein Gefäß vorstellen, das überläuft. Wann das passiert, hängt sehr stark von der seelischen Stabilität des einzelnen ab.

Eine Allergie kann fast alle Organe betreffen (zum Beispiel Herz, Lunge, Luftwege, Augen, Ohren, Magen/Darm, Nieren). Kinderärzte und Internisten, vor allem aber Dermatologen werden mehr und mehr damit konfrontiert. Denn am häufigsten ist die Haut, unser größtes Organ, betroffen. Sie ist die Grenzfläche, an der sich unser Organismus mit seiner Umwelt auseinandersetzt.

Was tun? Jede hautallergische Reaktion, vor allem wenn sie nicht einmalig ist, muß vom Arzt behandelt werden. Die beste Methode zur Heilung: Das vermutete Allergen meiden. Die Suche nach diesem Auslöser ist allerdings unendlich mühsam und nicht immer erfolgreich. Der Arzt kann hier nur mit dem Patienten zusammen weiterkommen. Er wird nach den örtlichen und zeitlichen Umständen der Beschwerden, nach Ernährungsgewohnheiten, Lebensumständen, Medikamenteneinnahme und nach Allergien in der Familie fragen. Die Bereitschaft, allergisch zu reagieren, vererbt sich. Eventuell schließen sich dann verschiedene Hauttests an. Die Haut wird auf unterschiedlichste Art mit dem vermuteten Allergen konfrontiert. Auch mit Kälte, Wärme, Druck oder Licht werden solche Tests durchgeführt. Zahlreiche Labortests können ebenfalls Auskunft über den Auslöser einer Allergie geben.

Über die häufigsten allergischen Erkrankungen der Haut – Kontaktekzem, Neurodermitis, Sonnenallergie – werde ich in den folgenden Kapiteln ausführlich sprechen.

Neurodermitis

Wer nie Schwierigkeiten mit seiner Haut hat, kann sich nicht vorstellen, was Neurodermitiker durchmachen. Bei den meisten tritt die Krankheit bereits im Säuglingsalter auf. Die Haut brennt höllisch, ein schier unerträglicher Juckreiz entsteht. Die Haut entzündet sich, schuppt sich, reißt ein. Energie und Lebensfreude sind stark beeinträchtigt.

Was ist Neurodermitis? Wie der Name ausdrückt, handelt es sich um eine chronische Erkrankung von Nerven und Haut. Die Haut ist unser größtes Sinnesorgan. Bei jedem Menschen besteht eine enge Beziehung zwischen Nerven und Haut. Wichtig: Der Neurodermitiskranke ist ein Hautkranker, kein Neurotiker. Er hat lediglich eine erhöhte Bereitschaft, mit der Haut auf verschiedenste Reize zu reagieren. Ob die Neurodermitis eine allergische Erkrankung ist, ist umstritten.

Auf jeden Fall liegt die Krankheitsursache in einer besonderen Beschaffenheit der Haut. Und diese ist ererbt, nicht erworben. Auf jede Art der Überbeanspruchung reagiert die Haut mit Juckreiz und Entzündungen. Unzählige Faktoren beeinflussen diese Krankheit: die steigende Umweltverschmutzung, Staub, Kleidung und Nahrung, Wasser, Wetter, Luftfeuchtigkeit, Sonne, Streß, gefühlsmäßige Spannungen sind nur einige davon.

Der Profi-Tip

● Bei Menschen, die an Neurodermitis leiden, arbeiten die Schweiß- und Talgdrüsen sehr schwach. Dadurch ist die Haut extrem trocken.

● Solch trockene, rissige und zu Juckreiz neigende Hautzustände lassen sich häufig sehr gut durch das Aufbringen von rückfettenden Substanzen auf die Haut lindern. Durch die Anwendung von Ölbädern kann der Haut ein großer Teil von Lipiden zugeführt werden. Dadurch kann die Haut sich wieder besser erholen. Empfehlen kann ich »frei öl – Hautpflegebad« aus der Apotheke. Es enthält überhaupt keine Seifen oder Tenside, um die Haut nicht zu irritieren. Und ist frei von Konservierungsmitteln und Farbstoffen.

Was tun? Jeder Neurodermitiker reagiert anders, und es lassen sich kaum allgemeingültige Ratschläge geben. Eine Nahrungsumstellung zum Beispiel hilft nur dem, der eine nachgewiesene Intoleranz gegen bestimmte Nahrungsmittel hat.

Neurodermitis gehört in jedem Fall in die Hand des Arztes. Informationen, Tips, Veranstaltungshinweise für Neurodermitiker bekommen Sie z. B. beim »Bundesverband Neurodermitiskranker in Deutschland e. V.«, (Sabelstraße 39, 5407 Boppard), bei der »Deutschen Stiftung für Psoriasis und Neurodermitisforschung e. V.« (Fontanestraße 14, 5300 Bonn-Bad Godesberg) und bei der »Arbeitsgemeinschaft Allergiekrankes Kind« (Hauptstraße 29, 6348 Herborn). Ihr Facharzt wird Ihnen die für Ihren Fall geeignete Organisation und ihre Anschrift nennen.

Eine Umgebung ohne Hektik und ein geordneter Tagesablauf sind gut. Ein ruhiges und streßfreies Leben wirkt günstig auf das vegetative Nervensystem. Wer an Neurodermitis leidet, sollte jeden Zeitdruck vermeiden, vor allem bei der Körperpflege. Es ist wichtig, daß Sie sich für die Pflege der kranken Haut irgendwohin vollkommen zurückziehen können und in aller Ruhe Ihrer Haut widmen können. Es hat sich auch gezeigt, daß es sinnvoll ist, zwischen dem Cremen und Salben der Haut und dem Anziehen einige Zeit vergehen zu lassen. Beachtliche Erfolge bei der Behandlung von Neurodermitis werden in Kurzentren am Toten Meer mit der Klimatherapie erzielt.

Das Kontaktekzem

Ekzeme gehören zu den häufigsten Hauterkrankungen. Man unterscheidet zwei Formen.

Beim toxischen Kontaktekzem sind die Auslöser Wasser, Reinigungsmittel, Säuren, Laugen, Lösungsmittel. Meistens sind davon Menschen betroffen, die beruflich ständig mit solchen Substanzen zu tun haben: Hausfrauen, Friseure, Metallarbeiter, medizinisches Personal. Gegen das toxische Kontaktekzem können Sie Ihre Haut mit Vitamin-E-haltigen Körperpflegemitteln abhärten. Vitamin E stärkt die Immunkraft der Haut gegen schädliche Umwelteinflüsse.

Beim allergischen Kontaktekzem läuft eine Immunreaktion ab. Arznei-, Nahrungs- und Genußmittel, aber auch Kosmetika können die Auslöser sein. Ebenso Metalle (Nickel, Chrom, Kobalt), Gummihilfsstoffe, Harze, Pflanzen (Vorsicht mit Arnika, Kamille und Beifuß). Die häufigsten Auslöser einer Kosmetika-Unverträglichkeit sind: Gesichtscremes, Deodorants, Augen-Make-ups, Nagellacke, Haarfärbemittel, Seife.

Was tun? Die echte Heilung eines Kontaktekzems ist nur möglich, wenn der Auslöser strikt gemieden wird. Wenn Sie ihn selbst nicht herausfinden können, wenden Sie sich an Ihren Hautarzt.

Zur Vermeidung solcher Allergien sollten Sie nur wissenschaftlich getestete Hautpflegemittel kaufen. Am besten in der Apotheke. Die Inhaltsstoffe sind genau deklariert. Im Zweifel werden Sie gerne beraten. Bei sorgfältig durchgeführter Hautpflege mit solchermaßen hochwertigen Produkten können Sie allergische Reaktionen Ihrer Haut gegen Kosmetika vollkommen vermeiden.

Akne

Mit Beginn der Pubertät läuft die Talgproduktion auf Höchsttouren: Plötzlich wird die Haut fettig und glänzend. Kommt gleichzeitig eine Verhornungsstörung dazu, entstehen Unreinheiten, Pickel, Mitesser. Die Ausgänge der Talgdrüsen an der Hautoberfläche, die Poren, verhornen. Das Fett erstarrt in den Talgausgängen, anstatt abzufließen. Ein Pfropfen bildet sich. Siedeln sich jetzt noch Bakterien an, entstehen entzündliche Pickel und Pusteln. Wenn an diesen Entzündungen herummanipuliert wird, können sogar Narben bleiben.

Über die Hälfte aller Jugendlichen in der Pubertät sind von diesen Akneproblemen betroffen. Aber auch bei den Erwachsenen hat sich der Prozentsatz der Aknepatienten enorm erhöht. Daran schuld ist vermutlich die steigende Umweltbelastung, aber auch Streß.

Was tun?

● **Mild reinigen:** Bei Akne ist der Säuregehalt des Hautfilms gestört und bietet keinen Schutz gegen Bakterien. Es bilden sich Pusteln und Entzündungsherde. Dann ist eine Waschlösung – wie zum Beispiel »frei öl-Waschcreme« – die frei von alkalischen Seifen und Reinigungsstoffen ist, ideal. Ihr Säurewert ist dem der Haut angepaßt: 5,5. Ihre milde Reinigungskraft reinigt die Haut

Der Profi-Tip

● **Geduld ist oberstes Gebot:** Entscheiden Sie sich für **ein** System: Zum Beispiel »frei öl – Waschcreme« und »frei öl – Intensivcreme« fürs Gesicht; »frei öl – soft« für den Körper. Wechseln Sie nicht alle paar Tage das Produkt.

● Unterstützend wirken die »Helfer aus der Natur«: Kamille beruhigt, Kampfer ist antibakteriell.

Ein »Anti-Akne-Müsli« aus der Natur: 30 g Hefe werden mit einem Teelöffel lauwarmer Milch angerührt. Dazu kommen 10 g Leinsamen und 10 g Kamillentee.

Eine »Anti-Akne-Maske« aus der Natur: 50 g Bierhefe und zwei Eßlöffel Honig in einen Becher Joghurt mischen. Den Brei aufs Gesicht auftragen, zehn Minuten einwirken lassen, abwaschen. Mit Ihrer Intensivcreme nachpflegen.

porentief und schonend. Drei- bis viermal täglich sollten Gesicht und alle betroffenen Hautpartien (meistens sind das Stirn, Nase, Kinn, Rücken und Brust – dort wird besonders viel Talg abgesondert) gründlich mit dieser Waschcreme gereinigt werden. Dadurch wird der ölig-glänzende, schmutzige Hautfilm sanft abgenommen. Der enthaltene Rückfetter stellt das natürliche Hautgleichgewicht wieder her.

● **Mild pflegen:** Nach dem Reinigen verträgt die Haut eine beruhigende Intensivcreme, am sinnvollsten aus der gleichen Pflegeserie. Die nach neuesten wissenschaftlichen Erkenntnissen entwickelte »Wasser-in-Öl-Emulsion« zieht leicht und schnell ein und bindet überschüssiges Fett. Vitamin A gleicht die übermäßige Verhornung aus und sorgt für schnelle Zellerneuerung.

● **Sanft behandeln:** Mit warmen Kompressen können Sie den Talg in den Mitessern sanft aufweichen. In einen halben Liter lauwarmes Wasser geben Sie zwei Eßlöffel Salz. Watte eintauchen und einige Minuten auf die betroffenen Hautpartien legen. Dann die Haut um den Mitesser vorsichtig auseinanderziehen, bis er sich löst. Drücken Sie nicht daran herum, sonst kann es zu Entzündungen kommen. Lieber zur Kosmetikerin gehen.

● **Sauber behandeln:** Greifen Sie nie mit ungewaschenen Händen ins Gesicht. Bei Akne ist der Selbstschutz der Haut gegen Pilze und Bakterien gestört.

● **Kompetent behandeln:** Sollten Sie Ihre unreine Haut trotz konsequenter Pflege längere Zeit nicht in den Griff bekommen, gehen Sie zu einem Hautarzt oder in eine Hautklinik. Die moderne Medizin kann Akne wirksam bekämpfen.

Schwangerschaft – unter allen Umständen schön

Im Körper einer werdenden Mutter wird das weibliche Geschlechtshormon Östrogen vermehrt ausgebildet. Diese hormonelle Umstellung verändert alle Körperfunktionen. Auch Haut und Haare verändern sich. Die Haut wird insgesamt trockener. Oft spannt und juckt sie sogar.

Was tun? Duschen Sie mit einer seifenfreien Waschcreme, die besonders stark rückfettend wirkt. Kamillenwirkstoffe und der ph-Wert 5,5 verhindern das Austrocknen der Haut. Nach jedem Duschen cremen Sie Ihren Körper von Kopf bis Fuß ein. Sehr gut geeignet: Ein Creme-Fluid, das sich leicht und kreisend verteilen läßt. Jojobaöl, Aloe vera, ätherische Öle, Kamillenwirkstoff und die wichtigen Hautvitamine A, E und F sorgen für das richtige Gleichgewicht von Fett und Feuchtigkeit.

Bauch und Busen, Po und Oberschenkel brauchen in diesen Monaten spezielle Pflege. Der Busen wird schwerer, der Bauch dehnt sich, die Haut an Po und Oberschenkeln wird durch Gewichtsveränderung und Wassereinlagerung im Gewebe stark beansprucht. Als Vorbeugung gegen die gefürchteten Schwangerschaftsstreifen können Sie einiges tun:

● Brust, Po, Oberschenkel täglich kalt abduschen. Das regt die Durchblutung an.

● Pflegen, pflegen, pflegen: »frei öl«, ein Produkt, das auf fast 25 Jahre Erfahrung bei Schwangerschaftsstreifen zurückblicken kann, bewirkt eine Auflockerung des Bindegewebes und eine bessere Durchblutung der tiefen und oberen Hautschichten. Die Zellregeneration wird gefördert und der Stoffwechsel der Haut von innen her günstig beeinflußt. Massieren Sie Busen, Bauch, Po und Oberschenkel während der Schwangerschaft zweimal täglich mit diesem milden Pflegeprodukt: Busen und Bauch in leichten, kreisenden Bewegungen, Po und Oberschenkel mit einer Zupfmassage. Das Bindegewebe wird gestärkt, die Haut straffer und elastischer. In den letzten zwei Wochen vor der Entbindung sollte »frei öl« nicht mehr einmassiert werden, da durch zu kräftige Massage Wehen ausgelöst werden können. Das gleiche gilt für Risikoschwangerschaften.

Der Körper und auch die Kopfhaut schwitzen in der Schwangerschaft mehr. Die Haare sehen schnell strähnig und ungepflegt aus. Waschen Sie Ihr Haar ruhig täglich. Wichtig ist das richtige Shampoo: mild und alkalifrei, frei von Dioxan/Formaldehyd und Natriumlaurylsulfat soll es sein. Jede Chemikalie kann auch dem ungeborenen Kind schaden.

Weitere Tips für Schwangere

● Legen Sie die Beine hoch, so oft es geht. Diese haben in den letzten Monaten wirklich schwer zu tragen. Hochlegen fördert die Durchblutung. Wechselbäder (kalt-warm-kalt) helfen gegen geschwollene Beine.

● Schlafen Sie so viel wie möglich. Gönnen Sie sich auch tagsüber öfter mal Ruhe: Beine hoch, entspannen, in sich hineinhören. Entspannung ist wichtig für Körper und Seele. Das zeigt sich auch auf der Haut.

● Gesund essen und trinken ist wichtig für Mutter und Kind: Vitamine und Eiweiß in ausgewogenem Verhältnis, viel Mineralwasser und Kräutertee. 2500 Kalorien, später 2800 pro Tag sind erlaubt. Lieber fünf kleine als drei große Portionen essen. Der Verzicht auf Alkohol und Zigaretten ist selbstverständlich.

● Gegen Wasseransammlung im Gewebe hilft ein Reistag pro Woche.

● Bewegung schadet nicht. Spaziergänge an der frischen Luft stärken und machen gute Laune. Schwimmen ist der ideale Sport auch für Schwangere. Es entlastet den Körper, kräftigt die Muskulatur und das Bindegewebe.

● Ab dem dritten Monat ist es sinnvoll, die Brustwarzen abzuhärten, um sie auf das Stillen vorzubereiten: Nach dem Duschen mit einem trockenen Waschlappen abrubbeln. Dann einige Tropfen »frei öl« einmassieren.

Sonne auf der Haut

Die Sonne hat eine »Sonnenseite«: Sie regt den Stoffwechsel, Herz und Kreislauf an, bringt die Hormone in Schwung, stärkt die Abwehrkräfte. Wer unvernünftig bräunt, setzt sich aber heutzutage leider großen gesundheitlichen Gefahren aus.

Das UV-Licht setzt sich aus verschiedenen Strahlen zusammen:

Die UVA-Strahlen der Sonne beschleunigen die Hautalterung. Sie schädigen die elastischen und kollagenen Fasern des Bindegewebes. Die Folge: Vermehrte Faltenbildung. Diese Strahlen lösen auch die sogenannte Sonnenallergie, im Volksmund »Mallorca-Akne«, aus. In Medikamenten, Hormonpräparaten, Kosmetika, Nahrungsmitteln und Getränken können ebenfalls sonnenallergene Substanzen enthalten sein.

UVB- und UVC-Strahlen werden für die krebserregende Wirkung auf unsere Haut verantwortlich gemacht. UVB-Strahlen verursachen den Sonnenbrand. UVC-Licht wird eigentlich durch die Ozonschicht abgefiltert. Mit dem »Ozon-Loch«, der Schädigung unserer wichtigsten Schutzschicht durch Umweltgifte dringen immer mehr Strahlen, die unsere Haut angreifen und unser Immunsystem schädigen, zur Erde durch.

Sonnenbrand, Allergien, Hautkrebs — müssen wir uns total vor der Sonne schützen? Nein, aber Sie sollten sich der Sonne nur noch sehr vorsichtig aussetzen. Bereiten Sie Ihre Haut auf die Sonne vor, beachten Sie einige wichtige Regeln für das Sonnenbaden, und pflegen Sie sonnengebräunte Haut ausgiebig nach.

Die Haut vorbereiten

Damit Ihre Haut der Sonne besser gewachsen ist, sollten die oberen Hautschichten gestärkt werden. Regelmäßige Bürstenmassagen wirken wie ein Peeling. Die abgestorbenen Hornschüppchen werden entfernt, und die Haut kann später gleichmäßiger bräunen. Danach wird ihr ausgiebig Feuchtigkeit zugeführt, möglichst täglich: Die Massage mit einem Vitamin-E-haltigen Hautpflegeöl strafft die Hautstruktur und bereitet die Haut optimal auf die bevorstehenden Strapazen vor. Günstig wäre es, die Haut vor dem Urlaub zu Hause leicht vorzubräunen.
Auch von innen können Sie Ihre Haut auf die Sonne vorbereiten. Vitamin-A-haltige Nahrungsmittel (vor allem grüne und gelbe Gemüse) helfen dabei. Manche Dermatologen empfehlen die Einnahme von Beta-Carotin in Tablettenform.

Vernünftig bräunen

Die Sonnenbrandgefährdung ist vom Hauttyp abhängig. Sind Haut und Haare hell, ist die Gefährdung am größten. Nur 8 Prozent der Bevölkerung bräunen problemlos. Alle anderen müssen sich besonders schützen:
● Cremen Sie sich rechtzeitig ein. Der Schutzfaktor Ihres Sonnenschutzmittels braucht eine halbe Stunde, um sich wirksam auf der Haut zu entfalten.
● Wählen Sie den richtigen Lichtschutzfaktor. Beginnen Sie mit

einem möglichst hohen. Nase, Schultern, Busen sollten Sie anfangs mit einem Sun-Blocker (LF 20) schützen. Vergessen Sie nicht, die Lippen mit einem Lippenschutzstift mit Lichtschutzfaktor einzufetten, wann immer Sie in die Sonne gehen. Auch zu Hause. Dieser schützt Sie auch vor den sogenannten »Fieberbläschen« (Herpes simplex labialis).

● UV-Strahlen können bis in 1,50 Meter Wassertiefe wirksam sein. Es gibt wasserfeste Cremes und Lotionen mit allen Lichtschutzfaktoren. Beim Wassersport öfters nachcremen.

● Nach dem Schwimmen gründlich abtrocknen. Nasse Haut ist empfindlich. Nach dem Schwimmen im Meer mit Süßwasser abduschen. Niemals Salz und Wasser in die Haut »einbrennen« lassen. Wer viel schwitzt, muß öfters nachcremen, weil die Schutzschicht dadurch löchrig wird.

● Benutzen Sie in der Sonne keine parfümierten Kosmetika. Es können Pigmentflecken entstehen.

● Schützen Sie die empfindliche Haut um die Augen herum immer mit einer Sonnenbrille.

Die Haut nachpflegen

Beim Sonnenbaden trocknet die Haut aus, verliert an Elastizität, altert vorzeitig. Die Sommer- und Urlaubszeit stellt für Ihre Haut also keine Erholung dar. Deshalb sollten Sie ihr nach den Strapazen eines sonnenreichen Tages durch entsprechende Pflege die Möglichkeit zur optimalen Regeneration geben.

Lichtschutzmittelreste, Schweiß und Salzrückstände müssen gründlich entfernt werden. Mit einem flüssigen Waschsyndet lassen sie sich problemlos abduschen.

Anschließend wird die strapazierte Haut zum Beispiel durch »frei öl-soft-creme fluid« mit hochwertigen Ölkomponenten, Feuchtigkeit und Pflegestoffen versorgt: Jojobaöl, Aloe vera, Ka-

● Damit die Sonnenfältchen keine Falten werden, sollten Sie sich im Sommer öfter mal eine Körpermassage mit Ihrem bewährten **Hautpflegeöl** gönnen. Sonnenfältchen sind nichts anderes als eine Verklumpung der elastischen Bindegewebsfasern. Die regelmäßige Massage der Haut mit »frei öl« (exklusiv in der Apotheke) bewirkt eine Auflockerung genau dieser Bindegewebsfasern und ist deshalb ideal zur »Nachsorge« von Sonnenfältchen.

mille, Allantoin und hochdosierte Feuchthaltesubstanzen verwöhnen die Haut. Die Vitamine A und E helfen, die sonnenbedingten Schädigungen der Hautzellen schnell zu reparieren.

Eiszeit – die Haut im Winter

Gerade die zarte und empfindliche Gesichtshaut ist Wind und Wetter, dem Wechselbad von eisiger Kälte und trockener Heizungsluft besonders stark ausgesetzt. Wenn Sie nichts tun, um die Haut zu schützen, passiert folgendes: Die Oberhaut verfügt nicht mehr über genügend Feuchtigkeit und Fettsubstanzen. Die Haut spannt unangenehm, wirkt müde und knittrig. Sie ist rauh, rissig, spröde.

Der Grund: Die Haut reagiert wie ein Thermostat auf jede Änderung der Außentemperatur. Die Sensoren der Haut spüren, daß es kalt wird, melden es dem Gehirn. Dann wird exakt die Blutmenge in die Außenbezirke geleitet, die notwendig ist, um die Wärme im Inneren zu halten: Ein gesunder Körper hat eine konstante Innentemperatur von 37 Grad. So wird zwar der Körper selbst vor gefährlicher Unterkühlung bewahrt, den betroffenen Hautpartien schadet das aber.

Die »Winterhaut« braucht also besonders viel Zuwendung, besonderen Schutz, besondere Pflege. Was der Haut jetzt vor allem zugeführt werden muß, ist Fett. Denn bei Kälte produzieren die Talgdrüsen weniger. Der hauteigene Schutzfilm ist dünn. Als intensive Tagescreme sollten Sie also eine fetthaltige Feuchtigkeitscreme wählen. Sie gleicht den Mangel an hauteigenem Fett aus und wirkt wie eine Isolierschicht gegen Wind und Wetter. Eine solche Creme, die den Fett- und Feuchtigkeitsgehalt der Haut normalisiert, ist auch als Make-up-Grundlage zu empfehlen. Wichtig: Cremen Sie die Haut im Winter mehrmals täglich ein. Immer dann, wenn ein unangenehmes Spannungsgefühl auftritt.

Am Abend: Die Haut mit einem milden Reinigungsmittel so sanft wie möglich reinigen (am besten geeignet: rückfettende Cremeseife oder Waschcreme) und für die Nacht eine besonders fetthaltige Feuchtigkeitscreme verwenden.

Die empfindlichste Gesichtspartie ist um die Augen herum: Die Haut hat hier kaum Talgdrüsen. Sie wird besonders schnell trocken und faltig. Deshalb öfters am Tag etwas Creme um die Augen herum auftupfen.

Beim Wintersport: Immer wieder mit der Tagescreme nachcremen. Sonne, Schnee und Wind würden die Haut sonst richtig spröde gerben. In den Bergen ist die ultraviolette Strahlung auch bei bedecktem Himmel so groß, daß man leicht einen Sonnenbrand bekommt. Hier helfen Cremes mit Lichtschutzfaktor. Eine rotgefrorene Nase wird vorsichtig mit den Fingern massiert und mit einer Vitamin-E-haltigen Creme geschützt. Zehen, Finger, Nase und Ohren sind am häufigsten von Erfrierungen betroffen und müssen bei sehr niedrigen Temperaturen besonders geschützt werden. Unterkühlte Hautbereiche können in warmes Wasser (etwa 37 bis 38 Grad Celsius) gehalten und so aufgewärmt werden. Rubbeln Sie den erfrorenen Hautbereich niemals ab. Setzen Sie niemals Wärmeflasche, Heizlüfter, Fön oder die Ofennähe zur Erwärmung ein.

Auf keinen Fall darf bei einem Aufenthalt im Gebirge der Schutz der äußerst empfindlichen Lippenschleimhaut vernachlässigt werden. Gerade die Schleimhäute, die im Gegensatz zur übrigen Haut keinen eigenen Lichtschutz durch Hautverdickung oder Melanineinlagerung produzieren können, sind besonders gefährdet. Zum Glück gibt es heute Lippenschutzstifte, die neben pflegenden Komponenten (z. B. Vitamin E, Allantoin, heilendes D-Panthenol) über ausreichende Lichtschutzsubstanzen verfügen. Ein Lichtschutzfaktor um 7 herum ist sinnvoll. Das ist besonders bei Frauen, die zu sogenannten »Fieberbläschen« an den Lippen neigen (Herpes simplex labialis), wichtig.

Positiv denken: Die kalte Jahreszeit muß keine Schädigung Ihrer Haut bedeuten. Im Gegenteil. Wenn Sie diese Pflegetips befolgen, können Sie den Winter nutzen, um Ihre Haut abzuhärten. Regelmäßige Spaziergänge bei ungemütlichem Wetter bedeuten eine Art »Reiztherapie« für die Haut: Sie wird ganz bewußt immer wieder Temperaturschwankungen ausgesetzt, ihre Gefäße werden »trainiert«.

Müde Haut – was ganz schnell munter macht

Immer mehr Frauen klagen über müde, fahle, blasse Haut. Vor allem im Winter, wenn die Sonnenbräune fehlt, die Talgdrüsen träge arbeiten. »Ich sehe aus wie eine graue Maus...« höre ich da oft. Was tun? Prinzipiell ist alles gut, was die Durchblutung der Haut anregt und den Kreislauf in Schwung bringt.

● **Kaltes Wasser wirkt Wunder:** Zuerst wird das Gesicht gründlich gereinigt. Sie benutzen dazu Ihr mildes Waschsyndet, ein seifenfreies Waschstück, das porentief reinigt und ein angenehm glattes Hautgefühl hinterläßt. Danach spülen Sie die Haut gründlich mit kaltem Wasser ab. Das erfrischt, durchblutet. Die Haut wirkt jetzt rosig und klar.

● **Massage mit Öl durchblutet und glättet:** Massieren Sie Ihr Gesicht jetzt mit einigen Tropfen Hautpflegeöl (ich empfehle »frei öl«, exklusiv in der Apotheke). Dadurch werden die tiefen und oberen Hautschichten besser durchblutet. Die Haut wird elastisch, straff, geschmeidig.

● **Feuchtigkeit belebt den Teint:** So vorbereitet, muß der Haut nun vor allem Feuchtigkeit zugeführt werden. Aloe vera und Allantoin sind angesagt, reichlich vorhanden in der Intensivcreme dieser Apothekenpflege.

● **Wirkstoffe aus der Natur erfrischen die Haut:** Legen Sie ab und zu frische Gurke in dünnen Scheiben auf oder mixen Sie sich eine Naturmaske: Rühren Sie 1 frischen Eidotter mit ein paar Tropfen Weizenkeimöl an. 20 Minuten einwirken lassen.

● **Wasser durchfeuchtet die Haut von innen heraus:** Wenn Ihre Haut grau und müde wirkt, stimmt oft einfach ihr Flüssigkeitshaushalt nicht. Dann hilft es, täglich mindestens zweieinhalb Liter Mineralwasser, Kräuter- und Früchtetee zu trinken. Sie werden sehen, daß Ihre Haut schon nach wenigen Wochen frischer und rosiger aussieht. Besonders gut geeignet ist Brennesseltee, den es auch in praktischen Aufgußbeuteln gibt.

Streß – dagegen kann man etwas tun

Unser Organismus reagiert auf jede Form der Überbelastung. Je nachdem, ob Sie sich nur hin und wieder fordern lassen oder sich ständig überbelastet fühlen, kann Streß gesund sein oder krank machen.

Eine hektische Lebensweise, Nervosität, eine schlechte seelische Verfassung, aber auch äußere Einflüsse wie Hitze und Kälte, Sonnenstrahlen, Heizungs- und Klimaanlagen, Luftverschmutzung, Hausstaub bedeuten Streß für unsere Haut. Bei solchen Überbelastungen verlangsamen sich die Zellaktivitäten. Die Haut kann sich von alleine nicht mehr so recht erholen. Sie verändert ihre Struktur, reagiert mit Faltenbildung. Was tun? Ich habe Ihnen folgendes »Anti-Streß-Programm« ausgearbeitet:

Tun Sie etwas für Ihr seelisches Wohlbefinden

● Versuchen Sie, die streßauslösende Situation zu ändern oder zu mildern. Lernen Sie, auch einmal »Nein« zu sagen.

● Lassen Sie sich helfen. Man muß nicht immer alles selbst machen. Delegieren Sie, was immer möglich ist.

● Akzeptieren Sie Ihre Grenzen. Manchmal können andere etwas besser. Überfordern Sie sich nicht.

● Lassen Sie sich nicht unnötig unter Zeitdruck setzen. Eine gute Übung, wenn's wieder einmal »brennt«: Kräftig durchatmen, bis zwanzig zählen, erst dann antworten oder agieren.

● Versuchen Sie möglichst vieles positiv zu sehen. Lernen Sie Ruhe und Gelassenheit. Oft ist Streß »hausgemacht«, und es ginge auch ohne Hektik.

● Eine wunderbare Methode zur Beruhigung und Entspannung ist das autogene Training. Sie lernen es in Volkshochschulkursen oder bei einem Psychologen. Wenn Sie die sechs Grundübungen beherrschen (Ruhe-, Schwere-, Wärme-, Herz-, Atem- und Sonnengeflechtsübung), können Sie sich mitten im größten Trubel auf Entspannung konzentrieren. Dadurch werden unangenehme Situationen abgebaut. Es erfolgt die totale nervliche Beruhigung.

Tun Sie etwas für Ihr körperliches Wohlbefinden

● Verzichten Sie in stressigen Zeiten auf Kaffee, Tee, Nikotin und Alkohol.

● Treiben Sie regelmäßig Sport.

● Lassen Sie Ihren Körper mit einer entspannenden Massage verwöhnen.

● Eine Stunde am Tag sollte ganz alleine Ihnen gehören. Zeit ohne Pflichten. Eine Stunde, in der Sie vielleicht hingebungsvoll Haut und Haare pflegen. Ohne Zeitdruck wie beim morgendlichen Duschen oder abends vor dem Ausgehen.

● Die beste Methode zur Entspannung ist der Schlaf. Arbeiten Sie nie, bis Sie zu Bett gehen. Gönnen Sie sich dazwischen Zeit zum Abschalten, wo Sie ein Buch lesen oder ein Bad nehmen.

Tun Sie etwas für Ihre gestreßte Haut

● Ein Hautpflegeölbad versorgt die gestreßte Haut intensiv mit Pflegestoffen, während Sie sich entspannen und vom Tagesstreß erholen. Typische Streß-Beschwerden, wie schuppige, rissige oder zu Juckreiz neigende Haut, werden gelindert. Sie fühlen sich hinterher wieder »wohl in Ihrer Haut«.

● Ihre gestreßte Gesichtshaut sollten Sie mit besonders viel Feuchtigkeit pflegen. Eine Aloe-vera-haltige Intensivcreme beruhigt und entspannt die Haut. Wenn Sie das Produkt (zum Beispiel »frei öl-Intensivcreme« aus der Apotheke) abends auftragen, früh zu Bett gehen und entspannt schlafen, wird Ihre Haut am nächsten Morgen nicht mehr vom Streß gezeichnet, sondern frisch und vital aussehen.

Endlich Schluß mit dem Rauchen

Wir alle wissen es: Rauchen macht alt und krank, kann sogar zum Tode führen. Neun von zehn Lungenkrebstoten waren starke Raucher. Und trotzdem verqualmt ein Drittel der erwachsenen Bevölkerung täglich über 300 Millionen Zigaretten.

Frauen, die rauchen, müssen mit einer erhöhten Wahrscheinlichkeit rechnen, an Venenentzündungen, Thrombosen, Gefäßveränderungen zu erkranken.

Auswirkungen auf Haut und Haare: Wie bei allen anderen Organen, beeinflußt das Rauchen auch die Durchblutung von Haut und Kopfhaut negativ. Die Gefäße werden verengt. Die Haut wirkt fahler und faltiger.

Aus all diesen Gründen versuchen viele Frauen, dem Glimmstengel endlich für immer ade zu sagen. Es gibt unzählige Methoden und Tips, zum Nichtraucher zu werden.

● Hände und Mund »beschäftigen«: Kauen Sie ständig zuckerfreien Kaugummi und Rohkost, zum Beispiel Karotten. Nichts anderes. Machen Sie nicht den Fehler, statt zu rauchen, übermäßig zu essen. Das führt zur berüchtigten Gewichtszunahme. In Situationen, in denen Sie sonst geraucht haben, sollten Sie Ihre Hände anderweitig beschäftigen, zum Beispiel beim Fernsehen stricken, beim Telefonieren zeichnen...

Der Profi-Tip

● **Rauch 'raus:** Im einfachsten Fall hilft es schon, den Dunst zu verbannen. Aus der Kleidung, aus der Wohnung, aus dem Auto. Alle Aschenbecher leeren, alles chemisch reinigen lassen. Keinerlei Zigaretten mehr im Haus bereithalten. Auch nicht für Gäste.

Teilen Sie Ihrer Familie, Ihren Freunden, den Kollegen am Arbeitsplatz mit, daß Sie das Rauchen aufgeben wollen, und bitten Sie um tatkräftige Unterstützung. In Ihrer Gegenwart sollten auch Ihre Mitmenschen aufs Rauchen verzichten. Zumindest, bis Sie meinen, die erste kritische Phase überwunden zu haben. Erklären Sie Auto, Wohnung, Haus zur »raucherfreien Zone«. Wählen Sie Nichtrauchertaxis und Nichtraucherabteile bzw. -sitze in Bahn, Bus, Restaurants und Flugzeugen.

● Nikotin-Pflaster: 12 Wochen lang wird dem Körper über ein Pflaster, das auf den Rücken geklebt wird, Nikotin zugeführt. Bei starken Rauchern hilft das, Entzugserscheinungen zu mildern.

● Medikamente: Den gleichen Effekt, nämlich die ständige Zufuhr von Nikotin, erzielen Nikotin-Tropfen und -Kaugummis. Das Rauchverlangen soll so eingedämmt werden.

● Hypnose: Wenn ein echter Wille da ist, mit dem Rauchen aufzuhören, sollen Hypnosebehandlungen relativ hohe Heilungschancen haben. Es gibt auch eine spezielle Methode, über Kopfhörer Signale an das Gehirn zu senden (Hypnophon).

● Bio-Feedback: Eine ganz ähnliche Therapie ist die psychische Entspannung durch Lichtimpulse und Musik.

● Akupunktur: Speziell ausgebildete Therapeuten (zum Beispiel Heilpraktiker) heilen durch Beeinflussung und Reizung der sogenannten »Suchtzentren«. Die gleiche Methode wird auch bei Alkoholismus oder Freß-Sucht verwandt.

● Ozon-Sauerstoff-Therapie: Hier wird der Körper sozusagen

»chemisch« gereinigt. Dem Patienten wird Blut entnommen, mit Sauerstoff und Ozon angereichert und wieder zurückgegeben.

● Verhaltenstherapie: Rauchen ist eine Sucht. Sehr starke Raucher sollten sich einer solchen Verhaltenstherapie unterziehen. Hier wird der Wille und die Kraft zum Entzug motiviert. Bei Ihrer Krankenkasse oder Ihrem Arzt können Sie sich nach Suchtkliniken erkundigen, die sich auf Rauchentwöhnung spezialisiert haben.

Wichtig: Keine Methode wirkt ohne den eisernen Willen! Nur wer wirklich aufhören will, hat eine Chance. Der eiserne Wille, eine ganze Menge Disziplin und – im günstigsten Fall – die Unterstützung der Mitmenschen sind das A und O einer jeden Entwöhnung. Als Belohnung winken schöneres Haar, gesteigertes Wohlbefinden, mehr Kondition und Fitness, mehr Gesundheit für den gesamten Organismus.

4

Alles, was Ihrer Haut guttut

Ihre Haut hat Freunde

Der Haut des Menschen ergeht es wie ihm selbst: Auch sie hat Freunde, die ihr helfen. Dazu gehören Bewegung, Schlaf, reichlich Flüssigkeit von innen – und die zahlreichen wertvollen Wirkstoffe, die heutzutage in einem guten Hautpflegeprodukt enthalten sind.

Sicherlich haben Sie sich schon oft gefragt, was in Ihrer Kosmetik eigentlich drin ist und wie es wirkt. Hier eine Liste der wichtigsten Inhaltsstoffe:

Vitamin E

Vitamine helfen nicht nur von innen, sondern auch in der äußerlichen Anwendung, als Bestandteil von Körperölen, Lotionen, Cremes und Shampoos. Aber: Der Haut bekommt nicht alles, was ihr von außen aufgetragen wird. Man sollte ihr die Wirkstoffe zuführen, die sie braucht.

Als unumstrittener Renner unter den verjüngenden Vitalstoffen gilt das Hautschutzvitamin E. Es wird so bezeichnet, weil es die Fähigkeit besitzt, die sogenannten »freien Radikale« abzufangen und unschädlich zu machen. Das sind Moleküle, die gesunde

Zellen angreifen und schädigen (zum Beispiel durch die Einwirkung von UV-Licht). Vitamin E schützt die Zellmembranen, Kollagen- und Elastinfasern und Proteine vor dieser radikalen Zerstörung. Dieser Zellschutz ist besonders wichtig, denn unsere Haut ist nichts anderes als ein fast zwei Quadratmeter großer Zellverbund. Die einzelne Zelle ist der kleinste Baustein unserer Haut. Streß, Umweltgifte und falsche Ernährung führen zu einem schnelleren Abbau der Zellen. Vitamin E kann in diesen Prozeß dauerhaft eingreifen. Es stärkt die Zellen von innen. Dadurch wird auch eine vorzeitige Alterung vermieden. Es unterstützt die Erneuerung der Haut; die Haut wird straffer, glatter, schöner. Vitamin E dringt tief in das Hautgewebe ein, das Muskel- und Bindegewebe wird gestärkt.

Vitamin E kann aber noch mehr: Es wirkt feuchtigkeitsspendend, denn es verzögert den Wasserverlust durch die Hornhaut. Mit Vitamin-E-haltigen Pflegeprodukten kann man Narbenvergrößerung und Narbenverhärtung in Schranken halten. Es beugt Altersflecken vor. Es hat eine leichte UV-Filterwirkung und wird deshalb häufig auch als Wirkstoff in Sonnenschutzmitteln benutzt. Vitamin E wirkt entzündungshemmend bei Hautreizungen.

Vitamin A

Umweltschutz für Ihre Haut: Vitamin A regt die Basalzellen der Haut dazu an, sich wieder häufiger zu teilen und mit mehr neuen Zellen eine dickere Epidermis zu bilden. Das macht die Haut widerstandsfähiger und nicht mehr so anfällig für äußere und innere Reizungen. Besonders strapazierte und ältere Haut, deren Zellteilungsrate reduziert ist, wird dadurch positiv beeinflußt. Sie würde ohne Vitamin-A-Zufuhr von außen immer dünner werden.

Vitamin A hält den Verhornungsvorgang der Epidermis in seinem normalen Gleichgewicht. Es beugt einer zu starken Verhornung genauso vor wie einer zu schwachen.

Vitamin A wirkt gegen zu trockene Haut, beugt Faltenbildung und Abschuppung vor und reguliert die Tätigkeit der Schweiß- und Talgdrüsen.

Die Kombination von Vitamin A und Vitamin E in ausreichend hoher Dosierung hat sich als ideal für die moderne Hautpflege erwiesen. Wissenschaftliche Untersuchungen im In- und Ausland haben die außergewöhnlich hautstraffende und verjüngende Wirkung dieser Vitaminkombination nachgewiesen.

Vitamin F

Die essentiellen Fettsäuren sind, wie man in der Dermatologie und Hautpflege seit längerem weiß, außerordentlich wichtig für die Gesunderhaltung der Haut. Allen voran die Gamma-Linolensäure. Sie erhöht das Wasserrückhaltevermögen der Haut und hält sie so auf natürliche Weise feucht. Dieser Feuchtigkeitsspender schützt die Haut vor dem Austrocknen, macht sie glatt und geschmeidig. Die Durchblutung wird gesteigert, Entzündungen werden gehemmt. Die Haut sieht jünger und gesünder aus. Sogar alternde und trockene, strapazierte Haut, die zum Jucken und Schuppen neigt, wird belebt.

Gamma-Linolensäure findet sich in den Ölen der Nachtkerze, im schwarzen Johannisbeeröl und im Borretschöl. Diese Öle werden alle aus den kleinen, harten Samen der jeweiligen Früchte gewonnen. Das ist extrem schwierig und sehr aufwendig, weshalb größere Mengen dieser kostbaren Öle nur in qualitativ sehr hochwertigen Hautpflegeprodukten zu finden sind. Zum Beispiel in »frei öl-Intensivcreme«, die Sie exklusiv in der Apotheke erhalten.

Aloe vera

Die alten Ägypter nannten sie die »Pflanze der hundert Wunder«. Denn der Saft der Aloe-Blätter hilft gegen Verletzungen, Verbrennungen und alle möglichen Hautkrankheiten. Er lindert und beruhigt gereizte und strapazierte Haut und fördert die Heilung. Man kann ihn sogar trinken: Das regt den Stoffwechsel an, fördert Verdauung und Entschlackung.

Die Kosmetikindustrie nutzt vor allem die Fähigkeit der Aloe-vera-Pflanze, Feuchtigkeit zu spenden. Aloe vera bewahrt die Haut vor dem Austrocknen, entspannt und glättet, macht die Haut weich und zart. Es wird vor allem für Hautpflegeöle, intensive Tagescremes, Gel-Masken und Shampoos verwendet.

Übrigens: Aloe vera gedeiht auch im Blumentopf auf der Fensterbank. Die fleischigen Blätter kann man abschneiden, schälen und als Hand- oder Gesichtsmaske verwenden.

Jojobaöl

Dieses natürliche, hochwertige Öl aus der Nuß eines mexikanischen Wüstenstrauches macht die Haut glatt und geschmeidig. Es hat hautfettähnliche Struktur und fügt sich deshalb optimal in den natürlichen Hydrolipidmantel der Haut ein.

Bisabolol

Der Kamillenwirkstoff beruhigt die Haut und fördert die Heilung. Haupteinsatzgebiet in der Hautpflege sind Produkte zur Pflege empfindlicher oder gereizter Haut, zum Beispiel durch Umwelteinflüsse oder UV-Strahlen.

Weizenkeimöl

Eignet sich besonders zur Pflege alternder und trockener Haut, die zum Schuppen und Jucken neigt. Es ist reich an Vitamin E und F.

Sorbit

Ist ein sogenannter Feuchthaltefaktor, welcher dafür sorgt, daß die der Haut zugeführte Feuchtigkeit dieser auch für längere Zeit erhalten bleibt.

Natürliches Protein

Lagert sich bevorzugt an der Hautoberfläche an und kann dadurch geschädigte oder strapazierte Haut schützen und pflegen, beziehungsweise Haarschäden sogar »reparieren«.

Comfrey-Nachtkerzenöl

Diese kostbaren pflanzlichen Öle aus den Samen von Borretsch bzw. Nachtkerzen sind reich an natürlicher Gamma-Linolensäure. Diese greift aktiv in den Hautstoffwechsel ein, reguliert den natürlichen Fett-Feuchtigkeits-Gehalt der Haut und regt die Kapillardurchblutung der Haut an.

Sonnenblumenöl

Spendet reichlich essentielle Fettsäuren (Vitamin F).

Avocado-Öl

Enthält die Vitamine A, E, D und F.

Farnesol

Ist ein mildes, naturidentisches Deodorant. Es reduziert die Geruchsbildung, ohne die natürliche Hautflora ungünstig zu beeinflussen.

Allantoin

Diese Eiweißverbindung hilft, Rauheit, Rissigkeit und Hautunregelmäßigkeiten zu beseitigen. Macht die Haut zart, glatt und gesund.

Wasser – Hautpflege von innen

Hautärzte, Kosmetikexperten und Naturheilkundige sind sich einig: Wasser ist ein Lebenselixier. Wer viel Wasser trinkt, ist auf dem besten und einfachsten Weg zu natürlicher Schönheit.

Zu 60 Prozent besteht der Körper des Erwachsenen aus Wasser. Wenn er nicht genug Flüssigkeit zugeführt bekommt, verdurstet der Mensch. Nur 18 Tage kann er ganz ohne Flüssigkeit leben. Wenn der Körper genügend Wasser erhält, gibt das Feuchthaltesystem der Haut auch Wasser in die Oberhaut ab. Nur dann sieht sie glatt und gesund aus.

Über die Schweißporenöffnungen wird ständig Wasser durch die Haut verdunstet. Sehr viel Flüssigkeit geht auch durch Wind und Wärme verloren (bis zu 1 Liter pro Tag). Wer Sport treibt, verliert noch mehr Flüssigkeit (bis zu 4 Liter bei einem harten Tennismatch zum Beispiel). Diese Flüssigkeitseinbußen müssen also unbedingt ausgeglichen werden: Hautspezialisten empfehlen, täglich mindestens zweieinhalb Liter Wasser zu trinken. Am besten Mineralwasser, da es viele Mineralstoffe und Spurenelemente enthält. Zum Beispiel: Magnesium und Kalzium. Mineralwasser regt den Stoffwechsel und die Entschlackung an. Wenn die Schlacken gut abgebaut werden, verbessert sich automatisch das Hautbild. Der Flüssigkeitshaushalt der Haut stimmt, sie sieht glatter, frischer, rosiger aus. Besser durchfeuchtete und durchblutete Haut wirkt jugendlich glatt.

Auch von außen können Sie beeinflussen, daß die Haut die Feuchtigkeit von innen so lange wie möglich nutzt: Tragen Sie tagsüber eine intensive Feuchtigkeitscreme auf. Und für die Nacht eine leichte Fettcreme. So wird verhindert, daß die Haut zu viel Feuchtigkeit abgibt. Beide Funktionen in einem – Fett und Feuchtigkeit in ausgewogenem Verhältnis – spendet zum Beispiel »frei öl-Intensivcreme«, die Sie exklusiv in der Apotheke erhalten.

Kosmetik von innen – die richtige Ernährung

Nur gesunde Haut kann schön sein. Vitamine, Mineral- und Ballaststoffe – mit einer bewußten Ernährung können Sie einiges für Ihre Haut tun. Hier eine Liste der wichtigsten »Schönmacher«:

Getreide

Das volle Korn enthält fast alles, was unsere Haut braucht. Vor allem Vitamine, Eiweiß und Ballaststoffe. Vollkornmehl zum Beispiel enthält ungefähr fünfmal so viel Vitamine und Mineralstoffe wie weißes Auszugsmehl. Das wichtige Hautschutzvitamin E ist in weißem Auszugsmehl so gut wie gar nicht mehr vorhanden.
Alle Vollkorngetreide enthalten Vitamin B_3 (wichtig für gesunde Zellen) und Vitamin B_2 (gut zur Entschlackung).
Hirse ist reich an Kieselsäure, die für den Aufbau von Haut, Haaren und Fingernägeln enorm wichtig ist.
Weizen und Hafer hat viel Vitamin B_1, das der Entspannung förderlich ist, und viele Ballaststoffe.
In Weizenkeimen findet sich besonders Vitamin E, das für den Einbau von essentiellen Fettsäuren in die Zellwände sorgt. Vitamin E stärkt und schützt Haut und Muskeln.

Gemüse

Wer täglich eine große Karotte ißt, tut seiner Haut etwas Gutes: Karotten (auch Rote Beete, Spinat, Tomaten, Brokkoli, Blumenkohl und Bohne) sind Vitamin-A-Spender. Vitamin A ist für die Gesundheit der Augen und der Haut zuständig. Und es stärkt das Immunsystem – auch das der Haut – gegen Infektionen.

Sauerkraut, Karotten und grüne Gemüse sind reich an Vitamin C. Das stärkt das Bindegewebe und beschleunigt die Heilung von Wunden.

Hülsenfrüchte (zum Beispiel Linsen) und Samenkerne (Sesam, Sonnenblumen) enthalten das Zellschutzvitamin E.

Die kalorienarme Kartoffel strotzt nur so vor Vitamin C (gut für das Bindegewebe), Vitamin B_1 und Ballaststoffen (gut zur Entschlackung) und Mineralstoffen (wichtig für den Zellstoffwechsel).

Fisch

Der kalorienarme Fleischersatz versorgt die Schilddrüse mit Jod – was vor allem im Süden Deutschlands nötig ist. Die Schilddrüsenhormone regeln u. a. den Stoffwechsel. Fisch liefert auch Vitamin A, das für die Gesunderhaltung der Haut eine wichtige Rolle spielt, und das Zellschutzwunder Vitamin E.

Geflügel

Besonders leicht verdaulich und reich an Vitamin B_3 – Geflügel ist der ideale Partner für Ihre Hauptmahlzeit. Vitamin B_3 macht fit und sorgt für gesunde Zellen.

Milchprodukte

Käse, Milch, Joghurt liefern den Mineralstoff Kalzium, den Ihre Haut täglich braucht. (Ihre Knochen übrigens auch.) Kalzium reguliert den Feuchtigkeitsgehalt der Haut. Molke, ein Nebenprodukt bei der Käseherstellung, gibt Nährsalze, Mineralstoffe und Fermente an den Organismus ab, die den Stoffwechsel anregen. Konzentrierte Molke hilft auch äußerlich bei Hautausschlägen und Fußpilz. Als Badezusatz macht es samtweiche Haut.

Sehr gut für den Zellstoffwechsel sind auch Sauermilchprodukte aller Art: Joghurt, Sauerrahm, Kefir und Buttermilch.

Der Profi-Tip

● **Hautnah schön durch Müsli** – das gesündeste Frühstück, das es gibt. Es sollte aus Getreide, Nüssen und Früchten bestehen. Hafer, Gerste, Weizen, Reis und Hirse gibt es als Flocken. Gut für die Haut: Vitamin B_3, Vitamin B_1, Kieselsäure (Hirse) und die Ballaststoffe für die Entschlackung.

Nüsse sollte nur verwenden, wer nicht zu Nahrungsmittelallergien neigt. Eigentlich sind sie das Wertvollste, was die Natur zu bieten hat: Vitaminbomben für die Nerven – weniger Streß ist auch gut für die Haut. Am besten: Süße Mandeln.

Kiwis, Erdbeeren, schwarze Johannisbeeren, Sanddorn – geballtes Vitamin C. Stärkt das Bindegewebe.

Frische Bananen enthalten eine Menge Kalium.

Die Milch schließlich enthält Kalzium, das den Feuchtigkeitsgehalt der Haut reguliert, und Magnesium. Das aktiviert die Hautfunktionen.

Die 7-Tage-Haut-Diät
Das Ernährungsprogramm für eine gesunde und attraktive Haut

Nun wissen wir also genau, daß die Haut auch von innen her ernährt und aufgebaut werden muß. Wir wissen auch, was man alles in den Speiseplan einbauen sollte. Das tut man ab und zu. Dann vergißt man es wieder. Deshalb raten namhafte internationale Dermatologen und Ernährungsfachleute: Zwei- bis dreimal im Jahr sollte jeder sich die Zeit für eine Haut-Diät nehmen. Es handelt sich dabei um einen harmonisch erstellten Ernährungsplan, der alle Voraussetzungen für eine gesunde und attraktive Haut bietet. Alle Mahlzeiten und Rezepte sind so aufgebaut, daß ganz bestimmte natürliche Inhaltsstoffe angeliefert werden, die von innen her die Haut ernähren, aufbauen und gegen äußere Feinde stark machen.

Sie finden in dem folgenden 7-Tage-Diät-Plan alle wesentlichen Ernährungsgrundsätze, die Sie bisher in dem vorliegenden Buch erfahren haben, verarbeitet. Jeder Tag bietet eine ganz bestimmte Naturkraft für die Haut an. Die Rezepte sind mit genauen Mengenangaben versehen. Grundsätzlich spielt es keine Rolle, wenn Sie jeweils etwas mehr davon essen. Wenn Sie sich aber an die Mengenangaben halten, dann erleben Sie mit der Haut-Diät einen angenehmen Nebeneffekt: Sie nehmen nicht zu. Ja, Sie werden sogar Kilos abbauen können.

Beachten Sie folgende Tips

● **Positiv starten:** Beginnen Sie Ihre Haut-Diät mit guten Gedanken. Der Ernährungsplan darf keine lästige Pflicht sein. Er soll Ihnen Spaß machen.

● **Mit Freude durchhalten:** Unterbrechen Sie die Diät nicht. Bleiben Sie tatsächlich 7 Tage dran. Sehen Sie in der Haut-Diät eine Leistung, die Sie im Sinne der Ganzheitsmedizin für den gesamten Organismus erbringen. Diese Diät-Rezepte mit ihren wertvollen, lebenswichtigen Inhaltsstoffen sind ein Gewinn für den gesamten Körper. Die Auswirkungen sind allerdings vorrangig an der Haut zu erkennen.

● **Mit System entschlacken:** Ebenso wichtig wie die Zufuhr von wertvollen Substanzen ist der Abtransport von Stoffwechselschlacken und Giften aus dem Körper. Trinken Sie deshalb während der Haut-Diät täglich zwei bis drei Liter Mineralwasser oder Kräutertee. Besonders entschlackend wirken: Brennessel-, Mariendistel-, Salbei-, Löwenzahnwurzel- und Nußblättertee.
Wenn Sie gerne saunieren, ist es sinnvoll, während der Diät-Woche zweimal in die Sauna zu gehen. Das Schwitzen fördert den Abtransport von Giften und Schlackenstoffen (siehe Seite 178).

● **Mit Genußmitteln geizen:** Verzichten Sie während der Haut-Diät unbedingt auf Nikotin, Alkohol und Bohnenkaffee.

● **Innen und außen zur Ruhe kommen:** Verbringen Sie mit der Diät eine ruhige Woche. Gehen Sie abends nicht aus. Bemühen Sie sich, auch tagsüber zur Ruhe zu kommen, Streß und Aufregungen aus dem Weg zu gehen. Achten Sie darauf, daß Sie genügend Schlaf haben. Pro Nacht mindestens acht Stunden.

● **Für ein hautfreundliches Klima sorgen:** Sorgen Sie während der Diät für genügend Luftfeuchtigkeit in allen Räumen. Auch am Arbeitsplatz. Dazu eignen sich moderne Luftbefeuchtungsgeräte oder feuchte Tücher, die man im Raum aufhängt. Die Luftfeuchtigkeit unterstützt die Aufbauarbeit der Haut während der Diät.

- **Die Regeneration der Haut von außen unterstützen:** Während der Diät muß die Haut mit besonders hochwertigen Präparaten gepflegt werden. Dadurch wird ein harmonischer Gleichklang von innen und außen an der Haut sichtbar.

Und das ist sie: die 7-Tage-Haut-Diät

(Die Rezepte sind jeweils für 1 Person berechnet)

1 DER HIRSE-TAG

Gleich am ersten Tag wird der Säureschutzmantel der Haut mit einem »Kick« versorgt: Hirse liefert nämlich das Spurenelement Kieselsäure, auch Silizium genannt. Alle anderen Produkte – vom Apfel bis zum Joghurt – ergänzen die Aufbauarbeit an der Haut in sinnvoller Harmonie.

Morgens: Zwei Tassen Früchtetee mit zwei Teelöffeln Honig. Dazu das Hautpflege-Müsli: 30 Gramm Hirseflocken (Reformhaus), 1 Becher Joghurt, 1 Apfel und 1 Banane, kleingeschnitten, mit 1 Teelöffel Honig süßen.

Vormittags: 50 Gramm rohes Sauerkraut (Reformhaus), gut und langsam kauen.

Mittags: 60 Gramm Goldhirse (Reformhaus) mit etwas Salz, Kümmelpulver, Pfeffer, 1 Eßlöffel feingehackter Petersilie in 3/8 Liter heißes Wasser geben, aufkochen. Dann 15 Minuten auf kleinster Hitzestufe quellen lassen. 50 Gramm Zwiebelstücke in Olivenöl andünsten, die Hirse, 11 Gramm Vollweizenmehl und 8 Gramm Sojamehl sowie 1/2 verquirltes Ei dazugeben, verrühren. Abkühlen lassen, Schnitten formen und in 15 Gramm Butter goldbraun herausbraten.

Dazu folgende Soße: 50 Gramm Rinderhack mit etwas Zwiebel anbraten, mit wenig Salz, Pfeffer, Muskat abschmecken, 2 Eßlöffel Joghurt dazugeben.

Für Berufstätige: In ⅛ Liter Buttermilch werden 20 Gramm Hirseflocken, 10 Gramm Nüsse, 1 kleingeschnittene Birne, 20 Gramm Dörrpflaumen, 1 Eßlöffel Honig und ½ klein geschnittene Banane gerührt. Morgens anrichten, im geschlossenen Gefäß mit zur Arbeit nehmen.

Nachmittags: 2 Kiwis.

Abends: 40 Gramm Goldhirse mit einer Prise Salz in einer Tasse Wasser aufkochen. Zwanzig Minuten auf kleinster Stufe köcheln lassen, bis das Wasser aufgebraucht ist. Eine Stunde zugedeckt quellen lassen. Dann 100 Gramm gedünstete grüne Erbsen und je 3 Eßlöffel frisch gehackte Petersilie und Basilikum unterheben. Dazu gibt es 200 Gramm Kopfsalat mit einer leichten Marinade aus Zitronensaft, Salz, Pfeffer und etwas Süßstoff.

2   DER MÖHREN-TAG

Der hohe Anteil an Vitamin A und Provitamin A in der Möhre wirkt sich nachweislich positiv auf die Widerstandskraft und den Entschlackungsmechanismus der Haut aus. Außerdem liefern Möhren reichlich Ballaststoffe.

Morgens: 2 Tassen Pfefferminztee mit Honig süßen. Dazu 50 Gramm Vollkornbrot mit 50 Gramm Hüttenkäse. 100 Gramm rohe Möhren darüberreiben.

Vormittags: 100 Gramm rohe Möhren knabbern (41 Kalorien).

Mittags: 150 Gramm Möhren in Scheibchen schneiden. Mit etwas Olivenöl, 50 Gramm grünen Erbsen, ganz wenig Salz und etwas Honig 10 Minuten leicht andünsten. Auf einem Teller anrichten, mit zwei Eßlöffeln frisch gehackter Petersilie bestreuen. Dazu 150 Gramm gekochte Hühnerbrust.

Für Berufstätige: In einer Schüssel folgende Rohkost anrichten: 300 Gramm Möhren und 200 Gramm Weißkraut, beides fein geraffelt, und 4 Eßlöffel gehackte frische Petersilie. Marinade: 2 Eßlöffel Distelöl, 3 Eßlöffel frisch gepreßter Zitronensaft und 1 Eßlöffel Honig. Morgens vorbereiten und mit zur Arbeit nehmen.

Nachmittags: 100 Gramm rohe Möhren knabbern (41 Kalorien).

Abends: 250 Gramm Möhrenstückchen in etwas Olivenöl kurz andünsten. Mit $1/16$ l heißer Gemüsebrühe (Reformhaus) ablöschen und 10 Minuten leise köcheln lassen. Mit etwas Salz und Honig abschmecken. Mit zwei Eßlöffeln gehackter Petersilie bestreuen.

3 DER KARTOFFEL-TAG

Kartoffeln enthalten hochwertiges Eiweiß, reichlich Vitamin C, Magnesium, Kalium, Kalzium. Untersuchungen am Queen Elizabeth College in London haben ergeben, daß der Genuß von Kartoffeln den Stoffwechsel anregt, enorm entschlackt, die Haut glättet und das Bindegewebe festigt.

Morgens: 2 Tassen Kamillentee mit zwei Teelöffeln Honig süßen. Dazu 2 große Pellkartoffeln ohne Schale mit 10 Gramm Butter und einer winzigen Prise Salz. Anschließend 1 Apfel.

Vormittags: 100 Gramm Pellkartoffeln.

Mittags: 3 mittelgroße Salatkartoffeln kochen und schälen. Der Länge nach einschneiden und auf einigen grünen Salatblättern anrichten. Füllung: 20 Gramm Magerquark, $1/16$ Liter saure Sahne, 20 Gramm kleingewürfeltes Gemüse, 3 Eßlöffel gehacktes Dillkraut.

Für Berufstätige: 100 Gramm Hühnerbrust, gebraten, in Alufolie transportieren. Dazu Kartoffelsalat: 250 Gramm Salatkartoffeln kochen, schälen, abkühlen lassen und in Scheiben schneiden. Mit $1/16$ Liter warmer Gemüsebrühe (Reformhaus) übergießen. Dann 1 Eßlöffel kaltgepreßtes Olivenöl, 1 Eßlöffel Apfelessig, etwas Salz, wenig Pfeffer aus der Mühle, 1 Teelöffel Honig und 4 Eßlöffel gehackte frische Petersilie darübergeben. Alles gut vermischen. Mit $1/4$ hartgekochtem Ei garnieren. Den Salat in einem geschlossenen Schüsselchen mitnehmen. Beides unbedingt sofort wieder kühlstellen.

Nachmittags: 50 Gramm Pellkartoffeln.

Abends: 250 Gramm mehlige Kartoffeln halbieren und mit der Schnittfläche nach oben ins Backrohr legen. Mit Butter bestreichen, mit Kümmelkörnern bestreuen, backen. Dazu 50 Gramm Matjeshering und eine Soße aus 3 Eßlöffeln Quark, etwas Magerjoghurt, 2 Eßlöffeln Weizenkeimen und gehackten frischen Kräutern nach Wahl.

4 DER VOLLKORN-TAG

Das volle Korn führt dem Organismus Vitamine, Spurenelemente, Mineralstoffe, Enzyme und Ballaststoffe zu. Das gibt der Haut neue Kraft und unterstützt die Hautzellen beim Entschlakken. Besonders wertvoll wird das volle Korn für die Haut durch den hohen Anteil an Vitamin E.

Morgens: 2 Tassen Hagebuttentee mit 2 Teelöffeln Honig süßen. 1 Scheibe Vollkornbrot mit folgendem Aufstrich: 50 Gramm Magerquark, mit 2 Eßlöffeln Milch, 3 kleingehackten Dörrpflaumen, 1 Möhre und 1 kleinen Apfel (beides geraffelt), etwas Zitronensaft, 1 Teelöffel Honig und etwas Zimtpulver glattgerührt.

Vormittags: 1 großer Apfel.

Mittags: 40 Gramm Vollkornnudeln in Salzwasser knapp garen, mit kaltem Wasser abschrecken, abtropfen lassen. In folgender Soße wenden: 10 Gramm zerdrückte Pinienkerne mit 10 Gramm kaltgepreßtem Olivenöl, 1 Eßlöffel Magerjoghurt, 20 Gramm geriebenem Parmesankäse, einer Prise Meersalz, wenig Pfeffer verrühren. Über das ganze Nudelgericht kommen noch 4 Eßlöffel gehackte frische Basilikumblätter.

Für Berufstätige: Das Vollkornsandwich zum Mitnehmen. 2 Scheiben Vollkornbrot mit 1 Eßlöffel Magerquark bestreichen. Auf eine Scheibe 40 Gramm mageren Schinken (gekocht), dann 40 Gramm Goudakäse und obenauf 1 grünes Salatblatt legen. Mit der anderen Brotscheibe zudecken.

Nachmittags: 1 Apfelsine.

Abends: 30 Gramm Vollkornspaghetti in Salzwasser knapp garen. Dazu gibt es folgende Gemüsesoße: 1 Möhre, 1 kleine Sellerieknolle, 1/4 Lauchstange kleinschneiden und in etwas Olivenöl kurz andünsten. Mit 1/8 Liter Gemüsebrühe (Extrakt oder Paste aus dem Reformhaus) ablöschen und circa 5 Minuten köcheln lassen. Mit Knoblauch, Oregano, Basilikum, wenig Salz und Pfeffer abschmecken. Spaghetti anrichten, mit der Soße übergießen, mit frischen Kräutern bestreuen (z. B. Basilikum).

5 DER ANANAS-TAG

Untersuchungen von Ärzten auf den Antillen, der Heimat der Ananas, haben ergeben, daß die Säfte der frischen Ananas mithelfen, die Faltenbildung der Haut zu bremsen. Das harmonische Zusammenspiel von Vitamin A, Vitamin B_4, Vitamin C, Kalium, Kalzium, Magnesium und dem Enzym Bromelin gibt der Ananas eine besonders entschlackende und straffende Kraft für die Haut.

Morgens: 2 Tassen Apfelschalentee mit 2 Teelöffeln Honig süßen. 1 Glas Ananas-Saft. 1 Scheibe Vollkornbrot mit etwas Butter. Danach ein Obstsalat: 200 Gramm gewürfelte frische Ananas, 40 Gramm Magerjoghurt, 1/16 Liter frisch gepreßter Orangensaft, 1 Teelöffel Honig, 10 Gramm gehackte Nüsse.

Vormittags: 100 Gramm frische Ananas.

Mittags: 300 Gramm rohes Sauerkraut in etwas Olivenöl anrösten, mit Gemüsebrühe ablöschen und 20 Minuten leise köcheln lassen. 1 Tasse Ananas (in Würfeln) daruntermischen. Mit 1 Prise Meersalz abschmecken. Dazu gibt es 1 Scheibe Vollkornbrot.

Für Berufstätige: Der Obstsalat zum Mitnehmen: 2 dicke Scheiben frische Ananas, 1 kleine feste Tomate, 1 kleinen Apfel würfeln. 1/2 Staudensellerie in feine Ringe schneiden. Mit 1 Becher Magerjoghurt, dem Saft einer Zitrone, etwas Honig und drei kleingeschnittenen Oliven vermischen. Dazu dürfen Sie eine Scheibe Knäckebrot essen.

Nachmittags: $1/2$ Banane und 50 Gramm Ananas (100 Kalorien).

Abends: 200 Gramm frische Ananas, 25 Gramm Bündnerfleisch, 100 Gramm Avocado, 100 Gramm rohe Sellerieknolle, 100 Gramm Rettich – alles in möglichst dünne Scheiben schneiden und auf einem Teller anrichten. Mit etwas Trinkjoghurt übergießen.

6 DER KNOBLAUCH-TAG

Unsere Haut ist Tag für Tag vielen schädlichen Einflüssen von außen ausgeliefert. Die Inhaltsstoffe des Knoblauchs können hier abwehrend eingreifen. Die Spurenelemente Selen und Zink im Knoblauch unterstützen die Immunkraft der Haut. Den Steroiden im Knoblauch wird Verjüngungseffekt auf die Haut nachgesagt.

Morgens: 2 Tassen Brennesseltee mit 2 Teelöffeln Honig süßen. 2 Scheiben Vollkornbrot mit etwas Butter bestreichen, 2 Eßlöffel gehackte frische Petersilie und 3 mit der Gabel zerdrückte Knoblauchzehen darübergeben. Danach ein Glas Milch in kleinen langsamen Schlucken trinken.

Vormittags: $1/2$ Grapefruit.

Mittags: 2 kleine Lammkoteletts zu je 80 Gramm werden in Stücke geschnitten und abwechselnd mit je einer Knoblauchzehe auf einen Spieß gesteckt. Dann mit Knoblauch und Oregano einreiben und im Backrohr braten oder grillen. Dazu 200 Gramm in etwas Olivenöl gedünstete grüne Bohnen und 100 Gramm Kopfsalat mit leichter Marinade.

Für Berufstätige: 1 Rinderfiletsteak von 150 Gramm wird schon den ganzen Vortag über im Kühlschrank in eine Marinade aus 1 Eßlöffel Distelöl, etwas Rosmarin, Pfeffer, frisch gepreßtem Zitronensaft, 2 zerdrückten Knoblauchzehen gelegt. Am Vorabend wird das Fleisch dann herausgebraten. Am nächsten Morgen den kalten Braten zwischen 2 Scheiben Vollkornbrot legen und zur Arbeit mitnehmen. Dazu 2 grüne Paprikaschoten in Streifen, 2 Radieschen und $1/4$ Salatgurke in Scheiben.

Nachmittags: $1/2$ Grapefruit.

Abends: 1 Ei in eine Suppentasse schlagen und verquirlen. $1/2$ Knoblauchzehe mit etwas Salz zerdrücken und dazugeben. Eine Tasse Gemüsebrühe zubereiten und heiß darübergießen. Mit gehackter Petersilie garnieren. Dazu zwei Scheiben Vollkornbrot. Danach 1 mittelgroßer Apfel.

7   DER JOGHURT-FRÜCHTE-TAG

Der über den Tag verteilte regelmäßige Konsum von Joghurt garantiert die Aufnahme von Vitamin A. Mit seinen magenfreundlichen Bakterien wirkt Joghurt verdauungsfördernd, was sich über die Stoffwechselvorgänge auf das gute Aussehen der Haut auswirkt. Die ausgewählten Früchte bieten eine Palette an Vitaminen, Mineralstoffen, Spurenelementen und Enzymen, welche der Haut die notwendige Nahrung geben. Mit diesem fleischlosen Joghurt-Früchte-Tag findet die Haut-Diät einen besonders vitalisierenden Abschluß. Ohne jegliche Belastung von Magen und Darm.

Morgens: 2 Tassen Früchtetee mit 2 Teelöffeln Honig süßen. Das Haut-Müsli: 1 Eßlöffel Vollkornhaferflocken, $1/8$ Liter Joghurt, 50 Gramm kleingeschnittene Birne, 60 Gramm Banane in Scheiben, 1 Eßlöffel Rosinen (ungeschwefelt, naturbelassen), 1 Eßlöffel gehackte Walnüsse, 1 Eßlöffel Cornflakes.

Vormittags: 2 Kiwis.

Mittags: 300 Gramm Magerjoghurt mit 100 ml frisch gepreßtem Orangensaft und 50 ml Sanddornsaft glattrühren. 200 Gramm ungespritzte halbierte Weintrauben untermischen. Und 10 Gramm gehackte Walnüsse. Danach essen Sie 1 kleinen Apfel.

Berufstätige können diesen Früchtejoghurt problemlos mit an den Arbeitsplatz nehmen.

Nachmittags: 1 Becher Magerjoghurt, Natur.

Abends: 150 Gramm entkernte Honigmelone in Stücke schneiden, mit etwas frisch gepreßtem Zitronensaft beträufeln und mit 100 Gramm kleingeschnittener Banane und 60 Gramm Birne vermischen. Den Obstsalat in eine Dessertschale füllen, 50 ml Trinkjoghurt darübergießen. Dazu 1 Scheibe Vollkorntoast mit wenig Butter.

Schlaf – acht Stunden für Schönheit und Gesundheit

Schlaf ist lebenswichtig: Im Schlaf tankt Ihr Körper Energie und Schönheit. Der Körper ruht: Die Körpertemperatur sinkt; der Puls wird langsamer; Atmung, Magen, Darm, Nieren und Leber arbeiten reduziert. Auch Nervensystem und Hormonbildung sind auf Sparflamme.

Die Haut aber »arbeitet« in der Nacht: Sie vollbringt gewaltige Aufbau- und Reparaturleistungen. Sie erneuert ihre Zellen und scheidet vermehrt Schlackenstoffe aus.

Bekommt der Körper nicht genügend Schlaf, fühlen wir uns nicht nur schlecht, müde, ausgelaugt. Weil die Schlacken nicht genügend abgebaut werden, sehen wir auch so aus. Die Haut ist welk, schlaff, grau, faltig, manchmal sogar pickelig.

Damit der Nachtschlaf schön und gesund machen kann, sollten Sie folgende Regeln beachten:

● **Die Zimmertemperatur:** 16 bis 18 Grad sind ideal. Wegen Lärm und Umweltverschmutzung empfiehlt es sich heutzutage nicht mehr, bei offenem Fenster zu schlafen. Lüften Sie lieber kurz vor dem Schlafengehen noch einmal gründlich durch.

● **Das Bett:** Ein Einzelbett muß mindestens 2 Meter lang, 1 Meter breit und 40 Zentimeter hoch sein. Wichtig: Ein elastischer Lattenrost, der sich dem Körper anpaßt.

- **Die Matratze:** Weder zu weich noch zu hart sollte sie sein, sonst wird im Schlaf die Haut gestaucht. Aus Federkern oder Roßhaar.
- **Die Bettwäsche:** Im Schlaf schwitzt man. Leinen oder Baumwolle saugt Feuchtigkeit auf. Die Bettdecke sollte aus Wolle oder Daunen und groß genug sein. Ein flaches Kissen (40 × 80) genügt.
- **Die Bekleidung:** Am besten ist das gute alte Nachthemd aus Baumwolle. Es bietet Bewegungsfreiheit und Schutz vor Unterkühlung und Muskelverspannungen.

Wenn der Schlaf zum Problem wird

Circa 30 Prozent aller Bundesbürger, vor allem Frauen, klagen über Schlafstörungen. Anstatt über Nacht Kraft zu tanken, um mit dem Alltagsstreß fertig zu werden, wird die Nacht zum Streß für diese Menschen.

Was tun? Auf keinen Fall sollten Sie voreilig zu Schlaftabletten greifen. Der betäubungsähnliche, traumlose Schlaf, den sie erzeugen, ist ungesund.

Versuchen Sie es zuerst einmal mit althergebrachten Methoden oder Mitteln aus der Natur:

- Das Zubettgehen sollte ein immer gleiches Ritual sein, das jeden Abend nach demselben Muster abläuft.
- Versuchen Sie es mit »Ermüdungslesen«: Wenn Sie nicht einschlafen können oder nachts aufwachen – lesen Sie ein Buch, bis Ihnen die Augen wieder zufallen. Starren Sie nicht ins Leere – womöglich werden Sie immer wacher.
- Trinken Sie am Abend beruhigende Kräutertees mit Honig. Geeignet sind Melisse und Baldrian oder Hopfen. In kleinen, langsamen Schlucken.
- Ein uraltes Mittel: Warme Zwiebelmilch. Lassen Sie in warmer

Der Profi-Tip

● **Nutzen Sie den Rhythmus der Natur:** Nachts sind Ihre Hautzellen besonders aufnahmefähig für die Nährstoffe Ihrer Intensivcreme.
Reinigen Sie Ihr Gesicht gründlich mit Ihrer rückfettenden Waschcreme, eventuell sogar mit einem weichen Gesichtsbürstchen. Staub und Schweiß des Tages müssen entfernt werden. Ebenso das Augen-Make-up.
Danach tragen Sie Ihre Vitamin-A-haltige Intensivcreme auf: Die nachts ohnehin auf Hochtouren laufende Zellerneuerung wird noch mehr aktiviert.

Milch eine halbierte Zwiebel mit den Schnittflächen nach unten zehn Minuten lang ziehen. Herausnehmen, mit Honig süßen.

● Ein heißes Wannenbad mit Lavendel und Baldrian beruhigt.

● Manchen hilft der Genuß von Holundersaft oder frischen Brombeeren vor dem Zubettgehen.

● Entspannungsübungen können die Einschlafzeit erheblich verkürzen.

● Mit kalten Füßen schläft man schlecht: Wer darunter leidet, sollte vor dem Zubettgehen ein warmes Fußbad nehmen und zum Schlafen dicke Socken tragen.

● Ein Glas Bier oder Rotwein kann helfen. Vorsicht: Mehr Alkohol ändert Ihr Schlafmuster.

● Vielleicht hilft Ihnen eine Aromatherapie: Ätherische Öle, in diesem Fall Baldrian oder Melisse, auf einen Stoffstreifen tropfen und aufs Kopfkissen legen.

Hier noch ein paar Tips, was Sie unbedingt vermeiden sollten:

● Wer nachts schlecht schläft, muß auf den Mittagsschlaf verzichten.

● Trinken Sie nach 18 Uhr keinen Kaffee und keinen schwarzen

Tee mehr, meiden Sie übermäßigen Alkohol- und jeden Nikotingenuß.

● Essen Sie am Abend keine schwer verdaulichen Speisen.

● Duschen Sie abends nicht, das regt an. Nehmen Sie lieber ein
Bad.

● Unbewältigter Streß am Arbeitsplatz, Berufssorgen, Ehepro-
bleme, Überbelastungen lösen Schlafstörungen aus. Versuchen
Sie, Konflikte zu bewältigen. Wer nur verdrängt, ist nachts mit
seinem Problem beschäftigt, anstatt zu schlafen.

Bitte beachten Sie: Schlafstörungen können erste Anzeichen einer ernsthaften körperlichen Erkrankung sein, zum Beispiel Hor-
monstörungen, Asthma, Bronchitis, Herz- und Kreislauferkran-
kungen. Wenn Ihre Schlafstörungen länger als drei Wochen dauern, sollten Sie zum Hausarzt gehen.

Sauna – die perfekte Tiefenreinigung

Im Schwitzbad bei 60 bis 100 Grad Celsius und einer relativen Luftfeuchtigkeit von zehn Prozent passiert dem Körper viel Positives: Durch das Wechselspiel von heiß und kalt werden die Gefäße trainiert und die Abwehrkräfte gestärkt. Durch das Schwitzen werden Schlacken und Gifte ausgeschwemmt, durch den »Kitzel« von Hirnanhangdrüsen und Nebennierenrinden entstehen Entspannung und gute Laune. Der gesamte Organismus wird abgehärtet, entspannt und regeneriert. Neuere Forschungen haben ergeben, daß durch das ständige Training der Gefäßwandmuskulatur sogar sehr hohe Cholesterinwerte »bekämpft« werden können. Voraussetzung: eine gleichzeitig einsetzende vernünftige Ernährung.

Die Haut profitiert ganz besonders vom Saunabad: Sie wird optimal durchblutet und bis in die Tiefe gereinigt. Der Stoffwechsel wird enorm angekurbelt. Die Poren öffnen sich, aufgestauter Talg kann abfließen. Bei der anschließenden kalten Dusche ziehen sich die Poren wieder zusammen. Die Haut wird glatt, straff und rosig. Auch die Durchblutung des Gewebes wird verbessert. Es wird fester und elastischer.

Prinzipiell ist die Sauna für jeden geeignet – bis ins hohe Alter. Ausgenommen sind nur Menschen mit schwersten Gesundheitsproblemen. Diese sollten Ihren Arzt befragen.

Die Haut vorbereiten

Die Tiefenreinigung durch die Sauna kann viel wirkungsvoller erfolgen, wenn Sie vor dem ersten Saunagang die Haut vorbereiten. Das Gesicht gründlich vorreinigen, Make-up und Augen-Make-up entfernen und die Gesichtshaut mit einer milden, alkalifreien Cremeseife waschen. Den Körper warm abduschen. Achsel-, Intimbereich und Füße mit einer alkalifreien Waschcreme reinigen. Während des Duschens mit einem Massagehandschuh die oberste Hornschuppenschicht schon mal wegrubbeln.

Bevor Sie in die Sauna gehen, trocknen Sie die Haut gut ab, sonst verzögert sich das Schwitzen.

Die Haut in der Sauna

8 bis 10, höchstens 12 Minuten sind genug. Benutzen Sie die oberste Bank und wechseln Sie nach unten, wenn's zu heiß wird. Legen Sie sich immer auf ein Handtuch, in der Sauna lauern Pilze. Nach dem Schwitzen zuerst an der frischen Luft abkühlen. Dann den Körper von unten nach oben kalt abspritzen. Benutzen Sie kein Tauchbecken, auch hier lauern Pilze. Die Abkühlzeit soll mindestens so lange sein wie die Schwitzzeit. Machen Sie höchstens drei Gänge.

Die Haut nach der Sauna

So optimal, wie Ihre Haut nun generalgereinigt ist, kann das keine Rubbelcreme erreichen. Alles, was Sie ihr jetzt an Fett, Feuchtigkeit und Wirkstoffen geben, kann sie deshalb auch optimal aufnehmen und verwerten. Nutzen Sie diese Chance: Zwei

Der Profi-Tip

● Wichtig **nach** der Sauna: Es muß auch von innen Wasser in die Haut aufgenommen werden. Trinken Sie viel, am besten Mineralwasser, um den Flüssigkeitsverlust durchs Schwitzen wieder auszugleichen.

Hautpflegeprodukte, die es nur in der Apotheke gibt, machen den Sauna-Effekt für Ihre Haut perfekt – »frei öl-Intensivcreme« und »frei öl soft-Creme fluid«.

Mit der Intensivcreme verwöhnen Sie Gesicht und Hals nach dem Saunabad. Sie ist eine »Wasser-in-Öl«-Emulsion und dringt deshalb besonders schnell und tief in die Haut ein.

Die Soft-Creme ist ein unkompliziertes Cremefluid, das Sie mit leicht kreisenden Bewegungen in die Körperhaut einmassieren.

In beiden Produkten sind reichlich die Hautschutzvitamine A und E enthalten. Die durch die Sauna angekurbelte Zellerneuerung der Haut wird dadurch wirkungsvoll fortgesetzt und der positive Effekt wirkt weit über die Schwitz-Zeit hinaus.

Massage – Entspannung für Körper und Seele

Massage tut der Seele gut, denn es handelt sich um Streicheleinheiten im wahrsten Sinne des Wortes. Die menschliche Haut, das sind über zwei Quadratmeter Gefühl. Bei einer guten Massage findet die Entspannung sowohl auf körperlicher wie auf seelischer Ebene statt. Massage kann Schmerzlinderung und Heilung genau so wie ein Gefühl von Nähe und Wärme vermitteln.

Je nachdem, ob durch Lymphe und Kreislauf das Gewebe entschlackt, ob steife Glieder heilgymnastisch bewegt oder Muskelverspannungen gelöst werden sollen, gibt es ganz verschiedene Massagetechniken (zum Beispiel die Fußreflexzonenmassage oder die Akupressur). Neben diesen medizinischen Massagen, die unbedingt in die Hand von Fachleuten gehören, gibt es die kosmetischen Massagen, die örtlich auf die Haut und das Bindegewebe wirken. Sie verbessern den Spannungszustand des Gewebes und regen den Hautstoffwechsel an. Die Entwässerung verbessert sich, Fettdepots können systematisch abgebaut werden, die Haut wird besser durchblutet und besser ernährt.

In letzter Zeit werden alle erdenklichen Geräte angeboten, welche die oben genannten Wirkungen schneller oder effektiver erzielen sollen als der Mensch: Infrarot-, Laser-, elektrische und mechanische Massagegeräte. Ich meine: Die beste Massage er-

Der Profi-Tip

● **Bindegewebsmassagen:** Niemals bei akuten Hauterkrankungen, bei frischen Verletzungen, bei fieberhaften Erkrankungen und Infektionen durchführen.

● **Eigenmassagen:** Eine sehr effektive Massage erzielen Sie mit einem trockenen Massagehandschuh. Dadurch wird die Durchblutung der Haut von innen angeregt. Anschließend die Haut von außen mit einem Massageöl (z. B. »frei-öl«) verwöhnen.

● **Partnermassagen:** Ein intensiver körperlicher Austausch zwischen den Händen des Gebenden und dem Körper des Empfangenden. Es entsteht eine tiefe Beziehung, die eine sehr wichtige emotionale Erfahrung sein kann.

folgt durch die menschliche Hand. Bei einer richtigen Handmassage erzielen die Finger eine tiefe, angenehme Wirkung, die man durch die Verwendung eines Massageöls noch vertiefen kann.
Ob sanftes Streicheln oder tiefgreifende, kräftige Massage: Die Haut sollte stimuliert, jedoch nicht gereizt werden. Eine Massage darf niemals wirklich schmerzhaft sein. Hinterher sollten Sie sich entspannt und erholt und nicht erledigt fühlen. Zur allgemeinen Entspannung sehr gut geeignet sind auch isometrische Übungen, Yoga und Meditation.

Denken und leben Sie – einfach hautnah
Ein Nachwort

Ich hoffe, ich konnte Ihnen mit diesem Buch, mit meinen Informationen, meinen Ratschlägen, Tips und Hinweisen zeigen: Wann immer Sie etwas für Ihre Haut tun, dann tun Sie es im Grunde genommen automatisch für die Gesundheit Ihres gesamten Organismus. Vor allem in unserer umweltbelasteten Zeit ist es eine sehr verantwortungsvolle Aufgabe, die Haut zu stärken, zu schützen und gesund zu erhalten. Jeder sollte sich dessen bewußt sein. Daher meine Bitte an Sie: Denken und leben Sie einfach immer hautnah. Und Sie werden es eines Tages selbst bestätigen können: Das ist eines der großen Geheimnisse für ein gesundes Leben, in dem Fitneß, Attraktivität, jugendliches Aussehen eine wichtige Rolle spielen.

Literatur

Monographien

Achenbach, Reinhard: »Gesunde und kranke Haut«, Stuttgart: Trias Verlag 1986.

Auer, Fred: »Streß dich gesund«, München: Heyne Verlag 1976.

Bankhofer, Hademar: »Erste Hilfe aus der Natur«, Freiburg: Herder Verlag 1990.

–: »Essen ohne Gift«, Bergisch Gladbach: Gustav Lübbe Verlag 1985.

–: »Gesund und schön mit Tee«, Wien: Lechner Verlag 1988.

–: »Hademar Bankhofers Gesundheits-Tips«, München: Herbig Verlag 1989.

–: »Hexenschuß & Heiserkeit«, München: Delphin Verlag 1980.

–: »Katzenfell & Stutenmilch«, München: Heyne Verlag 1989.

Bankhofer, Hademar und H. Kurth: »So hilft und heilt die Natur«, München: M & N Verlag 1982.

Braun-Falco, Otto: »Dermatologie und Venerologie«, Heidelberg: Springer Verlag 1984.

Drake, Ruth: »Das große Buch der Schönheitspflege«, München: Goldmann Verlag 1978.

Flade, Sigrid: »Neurodermitis natürlich behandeln«, München: Gräfe und Unzer Verlag 1991.

Gairing, Mechthilde: »Streß im Alltag bewältigen«, München: Gräfe und Unzer Verlag 1989.

Greiter, Franz: »Sonne und Gesundheit«, Stuttgart: Gustav Fischer Verlag 1984.

Henglein, Martin: »Die heilende Kraft der Wohlgerüche und Essenzen«, Bergisch Gladbach: Gustav Lübbe Verlag 1990.

Köhnlechner, Manfred: »Köhnlechners Gesundheits-Lexikon«, Bergisch Gladbach: Gustav Lübbe Verlag 1989.

Loehr, James E.: »Mentaltraining«, München: BLV Verlag 1988.

Lüdecke, Barbara: »Schönheitsfarm im eigenen Heim«, München: Goldmann Verlag 1979.

Null, Gary und Edward Robins: »Gut zu Fuß ein Leben lang«, München: BLV Verlag 1992.

Raab, Wolfgang: »Allergiefiebel«, Stuttgart: Gustav Fischer Verlag 1987.

–: »Hautfibel«, Stuttgart: Gustav Fischer Verlag 1985.

–: »Lichtfibel«, Stuttgart: Gustav Fischer Verlag 1990.

Schneider, Max: »Physiologie des Menschen«, Heidelberg: Springer Verlag 1966.

Zeitschriften

Allergologie, Jahrgang 14, 1991.
Medical Tribune, Jahrgang 22, 1990.
Medical Tribune, Jahrgang 23, 1991.

Bildnachweis:

CM-Press, IN THE PICTURE, Aulis-Verlag/IPN-Biologie, Winfried Fischer, Hans E. Laux, Theo Reuter.

Für die freundliche Beratung und Unterstützung bei der Arbeit an diesem Buch danken wir:
Monika Junke, Helga Petersons, Brigitte Binder, Dr. Sabine Hein, Regina Schmok, Dr. Gabriele Voss, Laili Gitbud, Sylvia Schneider, Eva-Maria Zehentmair, Dr. Winfried Hein, Prof. Dr. H. P. Krieglsteiner, Prof. Dr. Walter Gebhart, Martin Henglein.

Stichwortregister

Die Haut –
ein
geheimnisvolles
Organ

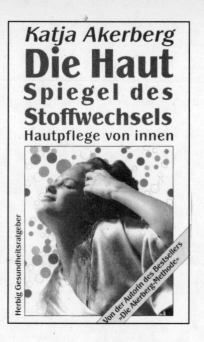

Katja Akerberg
Die Haut
Spiegel des
Stoffwechsels
Hautpflege von innen

Herbig Gesundheitsratgeber

Von der Autorin des Bestsellers
»Die Akerberg-Methode«

Herbig

Ergebnisse wissenschaftlicher
Studien und Fallbeispiele aus
der ärztlichen Praxis machen
dieses Buch zu einem auf-
schlußreichen Ratgeber, der zugleich wertvolle Beiträge zu
einem ganzheitlichen Verständ-
nis der »Hautpflege von innen«
liefert.